ТАТЬЯНА МАРТИН

РЕКОМЕНДАЦИИ ПО САМОВОССТАНОВЛЕНИЮ ЗДОРОВЬЯ

Опыт работы центра
по самовосстановлению здоровья
в городе Хьюстон, США

Второе издание,
дополненное глоссарием

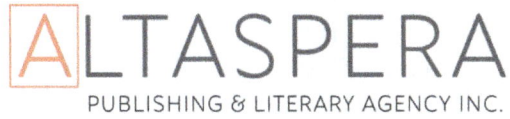

ALTASPERA
PUBLISHING & LITERARY AGENCY INC.

© 2025 – Татьяна Мартин

ISBN   978-1-4716-7760-1

Published in Canada
by Altaspera Publishing & Literary Agency Inc.

Татьяна Мартин родилась и большую часть жизни прожила в Украине. В настоящее время проживает в Техасе, город Хьюстон. По образованию инженер, имеет степень кандидата технических наук, работала в нескольких нефтегазовых компаниях, преподавала физику и математику в Хьюстонском университете. Кроме того, автор практикуется в области переводов. Написала и издала несколько глоссариев по медицинской, юридической и нефтегазовой терминологии на русском, украинском и английском языках. В настоящее время имеет собственную консалтинговую компанию: «Центр по Самовосстановлению Здоровья». В данной книге вниманию читателя представлены результаты работы этого центра. В Центре по Самовосстановлению Здоровья применяются альтернативные методы оздоровления, учитывающие особенность организма самовосстанавливаться на основе использования своих потенциальных возможностей при получении необходимой для этого корректирующей программы, программы управляющей биохимическими процессами в организме человека. Наш организм – это уникальная система с возможностями самостоятельно находить причину недомогания и устранять ее! Книга будет полезна людям, интересующимся альтернативными методами исцеления и желающими знать, что представляет собой наш организм и как он работает.

9   781471   677601

РЕКОМЕНДАЦИИ ПО САМОВОССТАНОВЛЕНИЮ ЗДОРОВЬЯ

Опыт работы центра
по самовосстановлению здоровья
в городе Хьюстон, США

Секция 1.
Введение

Самое большое богатство в жизни человека – это его здоровье! И посмотрите как мы к нему относимся. Об этом могут свидетельствовать количество построенных больниц и не просто больниц, а целых комплексов. Люди постоянно лечатся, пьют горстями различные лекарственные препараты и не становятся здоровыми. Количество больных постоянно растет. Чем больше мы лечимся, тем больше мы болеем! Постоянное применение химических препаратов приводит к потере органами способности их синтезировать. Неусваиваемость, а не дефицит, является результатом нехватки в организме микро и макро элементов. Нередко, чрезмерное употребление биодобавок, ферментов, витаминов и микро и макро элементов приводит в будущем к более сложному нарушению целостности организма и к последующим генетическим нарушениям могущим привести к вырождению рода. А ведь, первоначальный, терапевтический эффект бывает положительным. Дисбактериоз – результат бесконтрольного применения антибиотиков и дезрастворов (в том числе ионов серебра).

Люди научились строить самолеты и пароходы, пользуются компьютерами и другими электронными приборами, летают в космос, а что происходит в собственном организме – дремучий лес. И от этого незнания полностью доверяют свое здоровье врачам. А медицина в наше время очень дифференцирована, это во-первых, а во-вторых человеческий организм настолько сложен, что до сих пор еще самой медицине очень многое непонятно в его работе. Из этого следует, что человеческий организм самый сложный вид материи, созданный на земле. Видимое физическое тело – это только верхушка айсберга. Ошибка медицины состоит в том, что она лечит симптомы, а не причины.

Меня часто спрашивают, чем уникальна методика по решению проблем со здоровьем, практикуемая в нашем центре. Если ответить в двух словах, эта методика уникальна тем, что она дает возможность организму самому найти причину недомогания и устранить ее. Предлагаемый метод – это нечто новое в процессе оздоровления и лечения, и как все новое и выходящее за рамки привычного восприятия, вызывает недоверие и много вопросов. Поэтому мы, в этой брошюре, постараемся более подробно разъяснить механизм работы этого метода, рассмотрим некоторые теоретические вопросы, касающиеся работы организма как биологической системы и в заключение дадим практические рекомендации по использованию рассматриваемого метода. Хочу сразу же предупредить, что этот метод основан на чисто научных изысканиях в области физики, химии и биологии.

Как мы уже сказали выше, человек — это самый сложный вид материи, созданный на земле. Человеческий организм состоит из энергетической и клеточной форм материи плюс индивидуальное сознание. Ясно, что для нормального функционирования всей этой системы требуется многоуровневое информационно – программное обеспечение, назовем его программой жизнедеятельности. Это присуще всем живым организмам, но в отличие от животного мира, у человека существует еще и программа индивидуального сознания. Вот почему нарушения программы жизнедеятельности человека в чём-то сходны с нарушениями программ жизнедеятельности животного и растительного мира, однако имеют более расширенный спектр этих нарушений.

Секция 2.
Роль информации
в возникновении материального мира

Самое трудное для материального человека – это представить себе МИР нематериальной информации, пространство, которого нет в физическом понимании. Мир информации и информационных программ можно рассматривать как нечто, что содержит информацию, которая определяет физико-химические свойства в материальном мире. Другими словами — это банк информации, созданный разумом «ТВОРЦА». Под определением «ТВОРЕЦ» мы можем понимать разумную, самоосознающую информационную систему с функцией созидания и управления процессами в специально созданной материи пространства. Всё развитие материи проводится по заранее разработанной программе, однако ей присуще внутривидовая само-корректировка в допустимых пределах. Это мы называем Эволюцией. К сожалению мы, люди, привыкли доверять только нашим органам чувств (увидеть, услышать, пощупать...) и мыслить конечными и весомыми категориями. Вероятно, поэтому мы не можем представить себе МИР нематериальной информации. Но увы, наши органы чувств работают в определенном диапазоне и очень несовершенны; поэтому вопреки нашим чувственным представлениям приходится признать главенство нематериальной информации (программы) в технологии создания материального мира. Проявите здравомыслие и задайте себе вопрос: как без программы и цели всё во Вселенной, в том числе и на Земле, в том числе и человек создавалось?! Представьте себе на минутку, что вам надо сконструировать самое простейшее, например стул. Для этого вам необходимо сначала сделать чертёж, определить размеры, подобрать материал и так далее, а уже потом получить готовое изделие. А тут такое сложнейшее изделие как Материальный Мир. И чтобы все это свершилось без определенной программы?! Я думаю, что вы со мной согласитесь, что это просто невозможно. Таким образом приходится признать, что материя, в том числе и человеческий организм есть информационный продукт, и работает по определенной программе.

А теперь определимся, что же мы понимаем под информацией. Если обратиться к Библии, то там ясно сказано, что при создании материального мира сначала было «Слово». Под «Словом» здесь понимается информационная управляющая программа построения материи Вселенной от материи пространства до человека. Эта программа задает материи все её свойства и архитектурно–геометрические каркасы (рисунки) построения, начиная от элементарных частиц, атомов, молекул, сложных клеточных органелл, клеток, органов, систем и организма в целом. В этой программе заложены физико-химические и биологические свойства, по которым работают все формы материи. Созданы электромагнитные и гравитационные поля. Следует добавить, что Информация, использовавшаяся в построении материальной вселенной, не исчезает – она вечна. Она есть в любой точке пространства и ее можно считывать, записывать на любые носители, хранить для её дальнейшего использования, передавать по адресу на любые расстояния.

Передача информации в материальной среде происходит мгновенно. Это связано с формами существования материи: волновой и корпускулярной. Скорость перемещения электромагнитных волн и полей в окружающем пространстве – это скорость материализации материей пространства информации. Атомарно-молекулярная форма материи беспрекословно реагирует на информацию изменяющую частоту пульсации полевой структуры создающей электронную оболочку в атоме. Реагируют на информацию по увеличению амплитуды и частоты пульсации полевые структуры, создающие различные типы химических связей в молекулах. Информация создания любой формы и вида материи связана с информацией задающей ей эти физико-химические, геометрические и другие параметры и свойства. При определённых условиях, возможна временная замена некоторых физико-химических свойств в материи. Другими словами: используя исходную информацию о свойствах образца (эталона) можно добиться формирования таких же свойств у объекта.

При создании материи пространства использовались определенные законы, такие как: Биполярность, Дуализм (Единство и борьба противоположностей), Подобие, и Триединство. Продолжительность стабильного существования любой формы материи в пространстве подчинена этим законам и особенно закону триединства. В основе закона биполярности лежит равновесие двух противоположностей (полярностей). Постоянное стремление полярностей к равновесию есть цель их противостояния и борьбы. Достижение равновесия означает перемещение процесса на следующий, более высокий уровень, при этом предыдущая биполярная конструкция входит как составная часть в следующую, более высокого, уровня. Как известно, мир состоит из противоположностей, более того — противоположности есть основа всего. Биполярность состоит из трех частей — двух противостоящих и нейтральной, чаще всего и являющейся основой биполярности. Например, электроны и протоны, которые являются противостоящими частями атома и нейтроны, которые являются нейтральной частью атома. Эти примеры можно продолжать, например растения и животные при нейтральной части — окружающей среде; травоядные и хищники нейтральная часть — окружающая среда и т.п. Некоторые известные нам с детства биполярные соотношения, например, «сон – бодрствование», «день — ночь», «зима — лето» имеют особенностью кажущуюся невозможность достигнуть равновесия, так как сменяют друг друга. Однако эта смена уже осуществляется имея тенденцией стремление. Возможен перекос в одну из сторон — это называется дисбалансом, или — нарушением равновесия. Отметим также, что само равновесие не есть победа какой-то одной части, и соответственно — ущемление другой — это процесс уравновешивания, а не покоя (например, взаимодействие электронов и протонов в атоме). Практическое значение этого закона для человечества в том, что он позволяет управлять процессами развития и самосохранения человеческого организма.

Следующий закон – Дуализм (ду – два) признает две субстанции: материю и душу (сознание) и исходит из признания равноправности и несводимости друг к другу этих двух основных начал универсума — материального и духовного, физического и психического, тела и души. Сознание — состояние психической жизни организма, выражающееся в субъективном переживании событий внешнего мира и физиологических процессов внутреннего организма и ответной реакции на эти события. В структуру сознания входят все познавательные процессы — ощущение, восприятие, память, мышление, воображение, с помощью которых человек непрерывно пополняет свои знания о мире и о самом себе. Понятие дуализма утверждает равноправность любых противоположных начал или сфер: например так говорят о дуализме добра и зла; о дуализме мира природы и мира свободы. К этому можно добавить, что дуализм означает сосуществование двух различных, несводимых к единству состояний, принципов, образов мыслей, мировоззрений, волеустремлений, однако необходимо рассматривать дух и материю как атрибуты единой субстанции (принцип "предустановленной гармонии").

Закон подобия. По закону подобия шло творение материи. Что это значит? Это значит наличие информационной связи между всеми элементами материи в материи пространства. Исходя, из закона подобия любая материя, имеющая одинаковый химический состав, например: атомы водорода (независимо, где они находятся во вселенной), монеты, изготовленные из сплава одной партии – информационно связаны в пространстве. В нашей практике он позволяет использовать в качестве некоего приемо-передающего устройства, например монеты. Возьмём любую монету, образца 2000 года и поместим её в специальное устройство, подключённое к информационному банку. Теперь, любая монета образца 2000 года, будучи прикрепленной, к телу, создаст в месте контакта с телом слабое электромагнитное поле и через него соединит информационно – полевую структуру человека с полем информационного банка. Будет автоматически запущен процесс самоисцеления. Окислительно-восстановительные процессы, протекающие между металлом монеты и тканью человека, усиливают процессы поступления необходимой информации в организм человека. Этот закон информационной связи подобной материи в пространстве использовался еще и в древности. Люди, не понимая сути происходящих процессов, назвали это металлотерапией и в качестве целебного элемента использовали старинные медные монеты.

Закон Триединства понятно отображен во всем известной картине Андрея Рублева "Святая Троица" — "Отец", "Сын" и "Святой Дух". Здесь "Сына" можно рассматривать как строительное (исполнительное) начало, "Отца" — как управляющее начало (как поток информационных ресурсов), "Святой Дух" — как символ Любви, отражающей опять же оптимум между потоками информационных и вещественных ресурсов. Его также можно рассматривать в трёх энергетических субстанциях, находящихся на разных этапах своей эволюции: в материи, энергетических полях и различных видах излучений. Таким образом, перед нами хорошо сбалансированная и взаимосвязанная иерархическая система энергетических полей — от огромного количества очень маленьких и очень динамичных полей материи и до одного самого большого, объединяющего все энергетические поля человека. Для того чтобы система развивалась и при этом не разрушилась, необходимо гармоничное и сбалансированное её развитие во всех энергетических формах. Это включает в себя гармоничный прогресс физического, интеллектуального и духовного развития. То есть на одном уровне с интеллектуальным и духовным развитием стоит физическое и их совместное гармоничное взаимодействие. Поскольку в природе все едино и неразделимо, в том числе вещественные и информационные ресурсы, то в какой-то степени законы сохранения энергии распространяются и на информационные ресурсы. Они не возникают и не исчезают, а только видоизменяются.

Как уже отмечалось выше формами существования материи является энергия, полевая (волновая) форма, атомарно-молекулярная и клеточная структура. Основные формы материи связаны между собой переходными формами. Каждая последующая форма материи базируется на предыдущих формах материи и имеет их в своём составе. Человек, как форма существования материи, имеет в качестве основы: клеточную, атомарную, полевую и энергетическую. Принимаемое, академической наукой – эволюционное развитие материи, представлено довольно правдоподобно. Неправдоподобны только: случайность в возникновении материи и её непрограммируемое, случайное развитие и неприятие того факта, что любая форма матери базируется на предыдущих формах и имеет их в своём составе. Основой создания материи послужила ее первая форма – энергия. Материя пространства материализует (проявляет) информацию, исходящую (индуцируемую) из «0» -пространства. Процесс создания полевой формы материи при получении информации из «0» пространства назван процессом индукции. Созданные в материи пространства и из материи пространства физические объекты, состоящие из элементарных частиц, атомов, молекул и клеток – сами становятся для материи пространства стабильным источником разнообразнейшей информации (самоиндуцирование). Создаются две полевые структуры индуцируемая и самоиндуцируемая. Если частотно-геометрические параметры этих полевых структур совпадают, то образуется канал связи между «0» пространством и физическим объектом. По этому каналу в объект идёт: а) информация – определяющая его взаимоотношение с окружающей материей, б) программа – управляющая работой клетки, тканей, органов, систем и всего организма, его физико – химические, биологические и другие свойства. Этот канал также служит каналом обратной связи. Этот закон устанавливает соответствие между информационным банком «ТВОРЦА» и индивидуальным сознанием физического объекта. Индуцируемая полевая форма материи создаёт архитектурный каркас будущей корпускулярной формы. Через этот полевой каркас поступает информация, задающая параметры характеризующие объект. Индуцируемая форма материи – это слабое энергетическое проявление информации (слова) в пространстве. Самоиндуцируемая полевая форма материи в отличие от индуцируемой обладает мощностными характеристиками, зависящими от параметров объекта её создающего. Можно говорить о трёх видах этой формы материи: электрической, магнитной и гравитационной.

Создание органической материи, на Земле, проводилось в воде. Вода была создана специально, как программируемый инкубатор и поэтому обладала широким и универсальным спектром физико-химических и информационных возможностей. Вода была использована как рабочий инструмент создания органического объекта: молекул, вирусов, клеток, тканей и организма в целом и как его наполнитель. Любой белково-клеточный организм при обезвоживании или погибает или переходит в анабиоз. В воде, в качестве приёмника, хранителя и передатчика информации используется полевая структура водородной, связи. Полевая структура ее создающая более мобильна, пластична и чувствительна при воздействии на неё информацией. Всё это были заранее запрограммированные параметры для дальнейшего использования полевой структуры водородной связи в качестве полевого приёмника и передатчика информационных программ жизнедеятельности в клеточной форме материи. Вода из «0» пространства получала полевые структуры (архитектурные каркасы молекул) сложных органических соединений. Полевая структура водородных связей между молекулами воды, под воздействием этой полевой информации, создавала более мощные пространственные каркасы– по которым шло строительство органических молекул. Вода также используется и для очистки материи от наносной (мусорной) информации. Вода как губка впитывает нестабильную информацию и тем самым очищает окружающую нас материю от наведённой информации. Все эти свойства используются людьми в виде записи в воде определенных информационных программ: заговоров, гомеопатии, крещения.

Вся информационная программа жизнедеятельности человека, передаваемая от предков, её корректировка, происходящая в процессе жизнедеятельности человека, поступает, записывается и передаётся дальше, через полевую структуру водородной связи ДНК клетки. Молекула ДНК – это приёмо-передающее и записывающее устройство настроенное на определённый сигнал. Даже небольшой участок молекулы ДНК, помещенный в пробирку с водой, будет служить приёмо-передающим устройством для получения и дальнейшего использования информационных данных об организме, в клетке которого он находился. Через молекулу ДНК, клетки получают информацию, по которой в ядре клетки производятся молекулы РНК разнообразных типов. РНК – это материальный приказ, задающий клетке программу по производству разнообразных органических веществ. Искажённая (нарушенная) программа по производству молекул РНК приводит к производству вирусов. При зарождении нового человека происходит программное формирование алгоритма программы его сознания. При наличии у родителей большой амплитуды дисбаланса биполярности сознания, у их детей даже в первые годы жизни возможно включение онкологической программы. Исходя из этого, вирус является физическим закреплением нарушения закона «триединства» в теле на внутриядерном уровне. В создании человеческого тела принимают участие более 200 типов клеток. И каждая клетка при получении искажённой программы может производить различные типы изменённых молекул РНК – вирусы. Вирусы различных типов при смешивании создают самые разнообразные программы по повреждению управляющих программ жизнедеятельности клеток, тканей, органов, систем и всего организма. Технологические приёмы по подавлению вирусов и созданию условий прекращения их воспроизводства основаны на использовании информационных технологий или на изменении алгоритма индивидуального сознания.

Клеточная форма материи представляет собой первичный каркас полевой формы материи. Этот каркас индуцируется материей пространства на основании информационного чертежа строения клетки поступающего из «0» пространства. Все процессы жизнедеятельности клетки осуществляются по программе поступающей из «0» пространства. Программа управления жизнедеятельностью клетки поступает в поле индукции каркаса клетки, которое усиливается более мощным электромагнитным полем самоиндукции, поэтому мы наблюдаем программно – упорядоченные процессы перемещения органических молекул в объёме клетки. Во всех процессах активное участие принимают молекулы воды. Свертывание белков во вторичные, третичные и четвертичные структуры не происходит самопроизвольно, оно происходит по заданной программе и с использованием в качестве инструмента молекул воды. В клетках ядро и крупные органеллы имеют дополнительно свои полевые каркасы, в которые и поступает управляющая программа. В случае нарушения работы клетки она не уничтожается, а только капсулируется. Объём физического тела сохраняется. Современная биохимия даёт нам знания практически по всем биохимическим процессам, происходящим в клетках, однако она не даёт ответ на вопрос, почему это происходит и что делает клетку живой – самовоспроизводящей. Ответ прост – информационная программа. Миллиарды лет, через растительный и животный мир, шла отработка сложнейших программ по управлению клетками, тканями, органами, системами и организмом в сложных биологических объектах.

Условно эти управляющие программы можно разделить на семь уровней полевых архитектурных конструкций. Сначала отрабатывалась программа по созданию молекулы ДНК, в составе которой находился определенный хромосомный набор с белками маркёрами, определяющими программу развития организма. Затем создавались органеллы, в том числе и ядро клетки, клетки, ткани, системы, органы, и весь организм, то есть все тело. Наиболее защищенным, но и менее доступным к корректирующему вмешательству, является канал поступления информации через ядра атомов водорода входящих в молекулы ДНК и участвующих в образовании поля водородных связей, создавая своеобразный и довольно сложный полевой жгут. Наиболее незащищённым является полевая структура тела. Даже небольшие электромагнитные колебания могут нарушить программу по согласованию работы органов и систем.

Важным атрибутом в жизнедеятельности организма является программа управляющая индивидуальным сознанием человека. Индивидуальное сознание — это стандартная биполярная программа, работающая по индивидуальному алгоритму. Разум – это его составная часть. Мозг – материальная оперативная система визуализации и самоосознания. Посредством Разума выполняется способность этой программы к аналитическому мышлению, а Мозг является материальной оперативной системой визуализации, местом временной памяти. По этой программе, в электромагнитном поле создаваемом нейронными клетками мозга, визуализируются (проявляются, декодируются) любые внешние и внутренние воздействия (раздражения) улавливаемые рецепторами физического тела человека, нервными клетками кожи, тканей, органов и систем, клетками зрения, слуха, обоняния, вкуса. Это же и биполярная программа с индивидуальным алгоритмом, по которой осуществляется и ответная реакция на внешнее и внутреннее воздействие (раздражение). Программа индивидуального сознания ответственна за эмоциональные характеристики психики человека, за создание определённого типа нервной системы, за развитие и использование физического тела и за генетические нарушения целостности организма. Продукцией индивидуального. сознания человека являются мысли и эмоции, а это и есть информация. На основании своего индивидуального сознания человек совершает осознанные и неосознанные деяния. О влиянии сознания на целостность организма говорится много в китайской и индийской медицине. Индивидуальное сознание человека многогранно, и как индивидуальная биполярная информационная программа человека разумного, была связана творцом с программами управления жизнедеятельностью организма, систем, органов, тканей, клеток и их составных элементов. При зарождении нового человека его программе индивидуального сознания задаётся алгоритм, по которому она будет работать. Алгоритм работы программы индивидуального сознания определяет вероятность возникновения наследственных нарушений в целостности работы организма. Следовательно, алгоритм работы программы индивидуального сознания человека влияет на целостность передаваемой из «0» пространства программы жизнедеятельности. Так, на практике, применяется к человеку закон триединства. Не устранённые, в процессе жизнедеятельности, нарушения биполярности индивидуального сознания передаются по наследству в последующие поколения. Не устранённые нарушения программ жизнедеятельности в последующих поколениях, с уровня органов и тканей, переходят на уровень клетки, органелл и, наконец, на уровень молекулы ДНК. Во всем растительном и животном мире, с целью улучшения породы возможно внутри стадное, родственное размножение. Человеку это запрещено, родственное «кровосмешение» не дает возможности естественного изменения, развития и перестройки индивидуального сознания в будущем потомстве. Родственное «кровосмешение» может привести к резкому усилению наследственных повреждений тканей и клеток вплоть до вырождения рода.

Секция 3.
Потенциальные возможности
организма самовосстанавливаться

Из выше сказанного следует, что вся жизнедеятельность человечества и человеческого организма в отдельности подчиняется информационным законам развития материи. А значит и все биохимические процессы, происходящие в организме подчинены и развиваются по определенным энерго-информационным программам. Различные отклонения в работе этих программ приводят к нарушению биохимического баланса, и это мы называем болезнями. Можно еще раз подтвердить, что Болезней нет, а есть нарушения в работе информационных программ, руководящих биохимическими процессами, проходящими в организме. Результатом этого являются разнообразнейшие нарушения уже на уровне всего организма, от головных болей и повышения давления, до самых тяжёлых поражений систем и органов.

Основой принципа самоисцеления является закон о целостности системы. Следовательно, любая негативная информация, вызывающая нарушение работы программы жизнедеятельности нестабильна и может быть убрана из организма. Следует также повторить, что человек –это самое совершенное создание на Земле. Однако в зависимости от образа жизни, питания и чрезмерного увлечения медикаментами люди часто становятся добычей различных болезней. Возникновение этих нарушений может быть самым разнообразным. От нарушения алгоритма индивидуального сознания до вирусного заражения. От пищевого отравления до промышленно химической интоксикации. Человек — это нечто большее, чем просто физическое тело плюс мозг. Классическая медицина, как правило, лечит только симптомы и индивидуальные органы не беря во внимание, что человеческий организм есть целостная система. В этой сложнейшей, взаимосвязанной системе симбиоза форм материи и информационных программ жизнедеятельности, лечение отдельного органа не должно являться целью. Ранее мы уже отметили, что заболевание того или иного органа есть лишь следствие нарушения целостности управляющей программы жизнедеятельности всего организма, всех его систем. Отсюда можно сделать вывод, что для исцеления физического тела, в первую очередь требуется привести в норму информационную программу, управляющую работой организма. В зависимости от того, на каком уровне произошло нарушение управляющей программы, и зависят сроки исцеления.

В Центре Оздоровления Человека используется методология, которая учитывает эту особенность и сосредотачивает свое внимание на потенциальных возможностях человеческого организма самовосстанавливаться при получении им корректирующей информации. Основываясь на этом положении, мы не лечим в том смысле, который понимается в традиционной медицине и традиционном мышлении. Мы просто помогаем организму восстанавливать эти управляющие программы. А так как эти программы есть Энергоинформационные программы, то и восстановление (излечение), и методы воздействия тоже будут на энергоинформационном уровне. Происходит естественный процесс регуляции работы организма, а значит нет побочных эффектов, вызываемых применением химических препаратов. Мы говорим, что не имеет значение, чем в данном случае болен ваш организм ибо любая болезнь – это просто нарушение регулирующей программы. Поэтому мы говорим, что этот метод универсальный и применим для людей любого возраста включая детей.

В процессе самоисцеления происходит перестройка в тканях организма, а это приводит к дискомфорту. Могут возникать воспалительные процессы, которые означают, что идёт перестройка организма. Любые нарушения стандартной управляющей программы жизнедеятельности сопровождаются выработкой клетками молекул РНК с искаженной программой, а затем это программное нарушение переходит на стадию физического закрепления. Имунная система самосохранения организма выделяет специальные клетки, которые блокируют негативную программу, происходит так называемое капсулирование. После проведения процесса капсулирования клеток автоматически осуществляется перераспределение «обязанностей» между органами согласно их взаимозаменяемости. А это приводит к перегрузкам в их работе. Чем больше в организме отклонений от заданной стандартной программы развития, тем большее количество клеток в органах капсулируется. Если это различие достигает более 50 %, а следовательно, и более 50% клеток будет выведено из системы жизнеобеспечения, тогда организмом включается программа на его ликвидацию, например онкологическое заболевание. Следует отметить, что в общем процесс самовосстановления (оздоровления) протекает намного сложнее, чем кажется с первого взгляда и требует продолжительного времени. Не следует забывать, что в процессе самоисцеления происходит перестройка в тканях организма, кроме того материя обладает инерционностью, и мгновенная замена информационных программ не приводит к мгновенному исцелению. А если ещё нарушена геометрия расположения органов и систем, то этот процесс может затянуться. Перестройка в тканях организма приводит к дискомфорту. Могут возникнуть воспалительные процессы, так как идёт ломка организма. Информационное воздействие, особенно в период ремиссии хронического заболевания или патологического процесса, может вызвать обострение. Если обострение произошло, не следует волноваться и прекращать информационное воздействие, "болезнь выходит наружу, необходимо продолжить работу до его снятия или существенного уменьшения.

Мы живем в постоянно изменяющемся мире. День сменяется ночью, холод — жарой, проливные дожди — засухой.

Меняются погода и климат, условия жизни и труда, физические и психические нагрузки, нас беспрестанно атакуют полчища микроорганизмов. Естественно защитные функции организма пытаются сопротивляться этим стрессовым воздействиям, но время от времени возникает сбой и организм начинает болеть. Иными словами, выражая это в энерго-информационных категориях, можно сказать, что организм подвергается воздействию негативной информации, нарушающей стандартную программу управления его жизнедеятельностью. А это означает, что любое оздоровление заключается в том, чтобы убрать негативную информацию из организма и восстановить управляющую программу. Постоянное применение химических препаратов приводит к потере органами способности их синтезировать. Неусваиваемость, а не дефицит, является результатом нехватки в организме микро и макро элементов. Нередко, употребление биодобавок приводит в будущем к более сложному нарушению целостности организма и к последующим генетическим нарушениям могущим привести к вырождению рода. А ведь, первоначальный, терапевтический эффект бывает положительным. Дисбактериоз – результат бесконтрольного применения антибиотиков и других химических препаратов. Исходя из этого можно заключить, что все отклонения в работе органов и систем – результат нарушения информационной программы жизнедеятельности. Чем больше мы лечимся, тем больше мы болеем!. Восстановление функциональных способностей всех клеток организма приводит к самоисцелению организма.

Секция 4.
Технологические схемы и оборудование

Для восстановления программ, управляющих биологическими процессами в организме используются технологические схемы и оборудование, разработанное в лаборатории профессора Луцевича А.Н. Это Гармонизаторы, являющиеся информационными банками стандартных программ,. Стандартные программы (информация) по специальной методике записываются в кристаллическую решетку минералов. В качестве переносчика информации служит магнитное поле. Для усиления передаточного эффекта используются правильные геометрические фигуры. Правильные геометрические фигуры создают равномерное магнитное поле в структуре материи пространства. В нашем центре используется пирамида. К пирамиде подключается прибор с набором стандартных программ. Возможности разработанного и изготовленного оборудования позволяют реализовать процессы запуска системы информационного самоисцеления. Результаты информационного воздействия можно отследить и проконтролировать, применяя компьютерную электропунктурную диагностику и другое, специально созданное, чувствительное к микротокам оборудование. Результатом процесса являются положительные изменения в гомеостазе организма. Всё это подтверждается биохимическими анализами и рентгеновскими снимками.

Технологическая схема самовосстановления здоровья включает в себя: информационный модуль – блок памяти, который состоит из набора кристаллов, в которых записана информация для самоисцеления человека; энергоисточники для создания магнитных полей переноса информации; концентраторы полей.

Блоки информационного модуля содержат в себе целый ряд программ, необходимых для восстановления здоровья. Приведем некоторые из них:

· Программа №1. Информационные программы по архитектурной клеточной структуре, начиная от молекул, клеток, тканей и дальше систем, органов и всего тела.
· Программа №2. Информационные программы о функциях организма в целом.
· Программа №3. Информационные программы о совместном функционировании систем органов и колоний микроорганизмов, находящихся в теле.
· Программа №4. Информация о каждом отдельно взятом органе.
· Программа №5. Информация обо всех тканях.
· Программа №6. Информация обо всех жидкостных системах.
· Программа №7. Информация работает на уровне клетки, хромосом и ДНК, исправляя поврежденные стандартные программы по которым должны работать клетки, микрофлора и вирусы.
· Программа №8. Информация по воздействию на молекулярном уровне.
· Программа №9. Информация по воздействию на уровне атомов.
· Программа №10 Воздействие проводится на уровне элементарных частиц.
· Программа №11-23. Все изменения проводятся на уровне энерго – полевых структур.
· Программа №24 Искусственно созданная программа по корректировке вышеперечисленных программ.

Во время оздоровительного сеанса организм человека, через собственное магнитное поле и магнитное поле внутри пирамиды, взаимодействует с Банком Стандартных Программ, сравнивая свои управляющие программы со стандартной программой. При наличии отклонения, выбирается корректирующая программа, по которой больной организм начинает восстанавливаться. Процесс восстановления происходит индивидуально для каждого организма. После выбора корректирующей программы производится запись этой информации на жесткий носитель (ИЖН). В качестве ИЖН – применяется тонкая пластинка пищевого олова. Информация записывается в кристаллическую решётку расплавленного олова, после остывания и затвердения пластинка крепится к телу. Корректирующая программа с этого носителя считывается посредством энергетического поля (биополя) человека и передается организму с током жидкости (крови и лимфы). Корректирующая программа воздействует на организм через регулирующую систему Гипоталамо-Гипофизарного комплекса, где основным регулирующим органом является Гипоталамус. Гипоталамус — это небольшого размера железа, которая находится внутри мозга и являет собой симбиоз нервных и эндокринных клеток. Гипоталамус осуществляет функции связи организма с внешним миром, передачи информации для управления внутренним состоянием через Гипофиз и получения обратной связи о работе организма. В гипоталамусе находятся все основные центры: сна, эмоций, аппетита, теплорегуляции, сердечной деятельности, иммунитета, и т. д., а также отделы, имеющие прямое отношение к вегетативной нервной системе в целом.

Кроме того, разработанные профессором Луцевичем, информационные технологии имеют практическое использование во многих сферах деятельности человека. Это и энергетика, промышленность, сельское хозяйство, ветеринария, экология, медицина, микробиологическая промышленность, вирусология, транспорт, связь, геология, космонавтика. Применение информационного воздействия может помочь в очистке воды, очистке канализационных стоков, нейтрализации отравляющих веществ, очистке местности и отходов от радиоактивного заражения. Возможна защита и лечение сельскохозяйственных животных и птиц от различных эпидемий, прогнозирование эпидемиологических заболеваний, природных катаклизмов, и многое – многое другое. Более подробное описание методик применения информационных технологий в различных сферах вы можете найти в трудах вышеназванного ученого. В этой работе наше внимание будет сосредоточено на оздоровлении конкретного организма.

Секция 5.
Компьютерная электропунктурная диагностика

Одним из этапов в технологическом процессе восстановления здоровья является компьютерная электропунктурная диагностика. Это первое, с чего начинается сеанс в нашем центре. Все методы электропунктурной диагностики берут за основу электрокожные измерения биологически активных точек на руках и ногах в области меридианов. Наверно у всех на слуху метод Фолля, который положен в основу электропунктурной диагностики. В нашем центре используются приборы серии КЭС – 01, разработанные медицинской научной ассоциацией «Авиценна» для скрининговой диагностики отдельных органов и всего организма в целом. Под выражением скрининговая подразумевается быстрая, наглядная, обзорная диагностика (от англ. screen – снимать, демонстрировать на экране). Система компьютерного электропунктурного сканирования КЭС-01 «Авиценна» объединяет в себе опыт древних восточных учений, новые нейрофизиологические разработки и современные компьютерные технологии. Основной задачей при диагностическом исследовании на комплексе КЭС-01 является получение информации о функциональном состоянии основных систем организма, работе отдельных органов, входящих в эти системы и обо всем организме в целом. Полученная информация используется для первичной профилактики различных патологических состояний организма и прогнозирования. Проведение этой процедуры важно тем, что здесь выявляются изменения еще на уровне энергетического поля человека. Изменения в биоэнергетическом поле человека сигнализируют начало болезни прежде, чем это происходит на физическом уровне. О наличии признаков нарушения здоровья свидетельствуют нарушения энергетического баланса, поэтому для восстановления организма необходимо восстановление этого баланса, а для этого необходима стимуляция собственных систем организма за счет получения ими оздоровительной информации.

После проведения электропунктурной диагностики результаты измерений предоставляются в виде Диаграммы, Цветограммы, Таблицы значений, Цветных фантомов, Текстовых функциональных заключений и цифровых показателей. Цифровые показатели отражают количественные значения в оценке уровня функционального состояния органов: гипофункции (например, 20 ед. на общем фоне 40-60 ед.) или гиперфункции (90 ед. на общем фоне 40-60 ед.). По цифровым показателям так же можно сделать заключение о выраженной дисфункции органа или системы при значительной разнице между правым и левым значением в данном меридиане. В случае с парными органами (почки «R», легкие «P») речь идет о дисфункции системы, где один орган находится в состоянии гипофункции, а другой, компенсируя его недостаточность, работает с повышенной нагрузкой – гиперфункцией. Важным показателем состояния организма человека как энергетической системы является цифровой расчетный уровень «Среднего значения», который косвенно характеризует состояние иммунной системы, степень резервных возможностей адаптации, жизненный тонус, на фоне которого осуществляются все функции у данного человека. Нормой является показатель «Среднего значения» у взрослого человека в возрасте 25 – 65 лет от 40 до 60 ед. Цветограммы, Таблицы, Фантомы расширяют возможность в оценке и расшифровке функциональных состояний органов и систем. Так повышение функционального состояния органа или системы (гиперфункция) отражается в соответствующем сегменте цветограммы или изображении органа на фантоме в красном цвете, незначительная гиперфункция – розовым или желтым. Соответственно понижение функционального состояния органа или системы (гипофункция) отражается в синем цвете, а незначительная гипофункция – голубым. Показатели, находящиеся в пределах нормы отражаются зеленым цветом. Электропунктурное сканирование проводится до и после получения организмом корректирующей информации. Интересно отметить, как сразу же изменяются показатели функционального состояния организма после воздействия на него корректирующей информации. По этим изменениям уже можно судить о влиянии оздоровительной процедуры на человека.

Для визуального понимания полученных результатов ниже мы приводим результаты скрининга на примере обследования одного из наших клиентов.

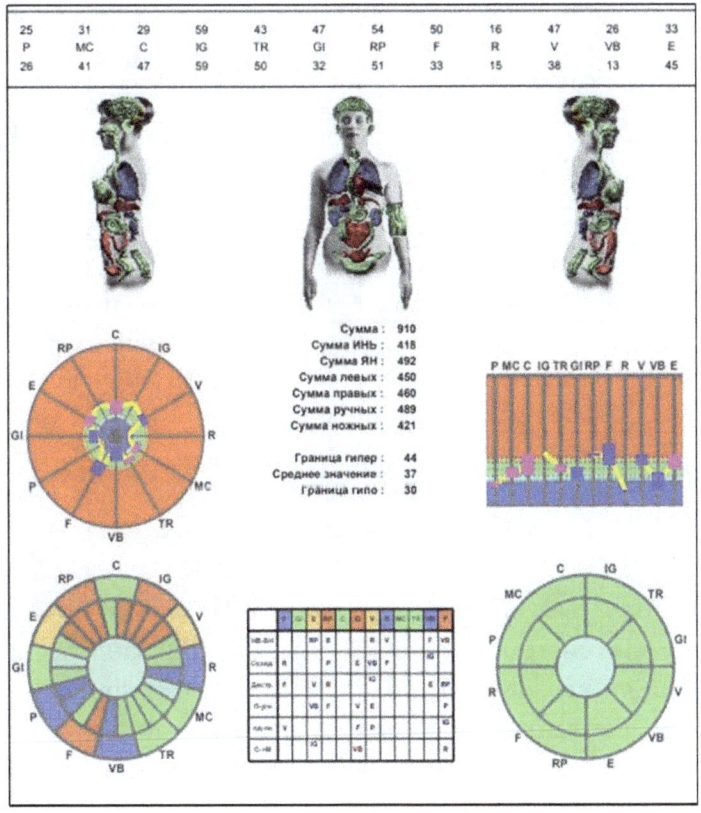

Рисунок 1.
Общая схема электропунктурного сканирования.

Цифровые показатели отражают количественные значения в оценке уровня функционального состояния органов. Качественные показатели состояния групп органов и организма в целом определяются в зависимости от взаимоотношений цифровых показателей отдельных органов и их суммарных групповых выражений.

Правые значения	Точки съема	Левые значения		
65	P. Легкие	34	Сумма:	1366
45	MC. Перикард	56	Сумма Инь:	682
34	C. Сердце	56	Сумма Ян:	684
56	IG. Тонкий кишечник	76	Сумма левых:	738
67	TR.Щитовидная железа	87	Сумма правых:	628
20	GI. Кишечник	20	Сумма ручных:	608
34	RP. Поджелудочная железа	65	Сумма ножных:	758
54	F. Печень	56		
35	R. Почки	56	Граница гипер:	64
56	V. Мочевой пузырь	56	**Среднее значение:**	**56**
96	VB.Желчный пузырь	84		
56	E. Желудок	56	Граница гипо:	48

Рис. 2.

Таблица цифровых показателей

Так отдельно взятые цифровые показатели по одному органу или системе не могут служить основанием для заключений об их функции. Например, если цифровой показатель имеет выраженное низкое значение по сравнению со всеми остальными меридианами, то можно лишь предварительно говорить о недостаточности функции. Однако окончательные заключения выдает программное обеспечение после расчета «Среднего значения» и определения степени отклонения показателей меридиана от этого значения с учетом допустимого коэффициента отклонения специфического для каждого меридиана. Но, тем не менее, уже на стадии съема показаний можно по цифровым значениям предварительно определить системы наиболее подверженные изменениям в сторону гипофункции или гиперфункции.

«Фантом спереди», «Фантом слева», «Фантом справа» – схематически наглядно показывает функциональное состояние органов и систем в проекции на фантом человеческого тела, обеспечивая обзор в трех проекциях. Боковые проекции необходимы для обзора органов, скрытых во фронтальной проекции за другими органами (например гипофиз).

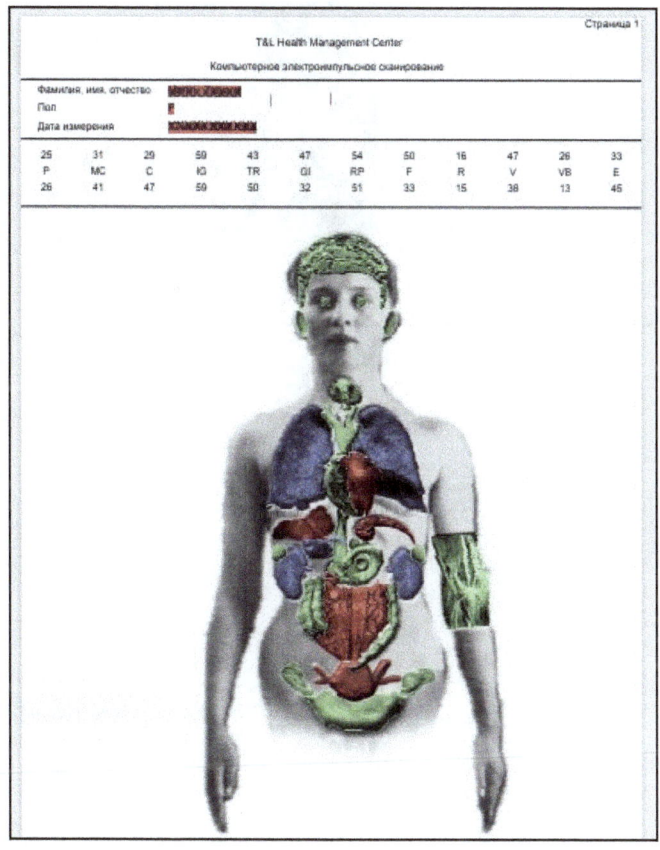

Рис. 3.
Фантом спереди

25	31	29	59	43	47	54	50	16	47	26	33
P	MC	C	IG	TR	GI	RP	F	R	V	VB	E
26	41	47	59	50	32	51	33	15	38	13	45

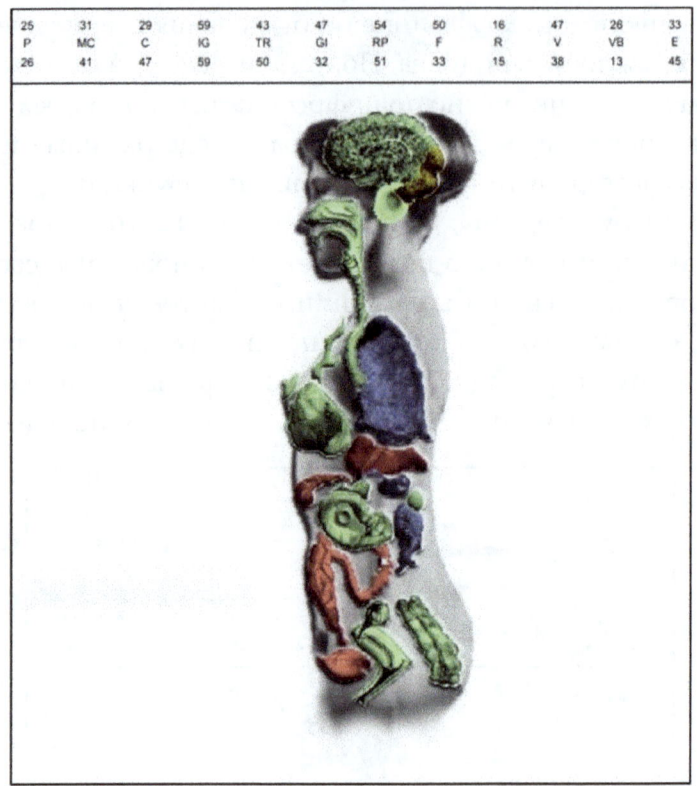

Рис.4.

Фантом справа

25	31	29	59	43	47	54	50	16	47	26	33
P	MC	C	IG	TR	GI	RP	F	R	V	VB	E
26	41	47	59	50	32	51	33	15	38	13	45

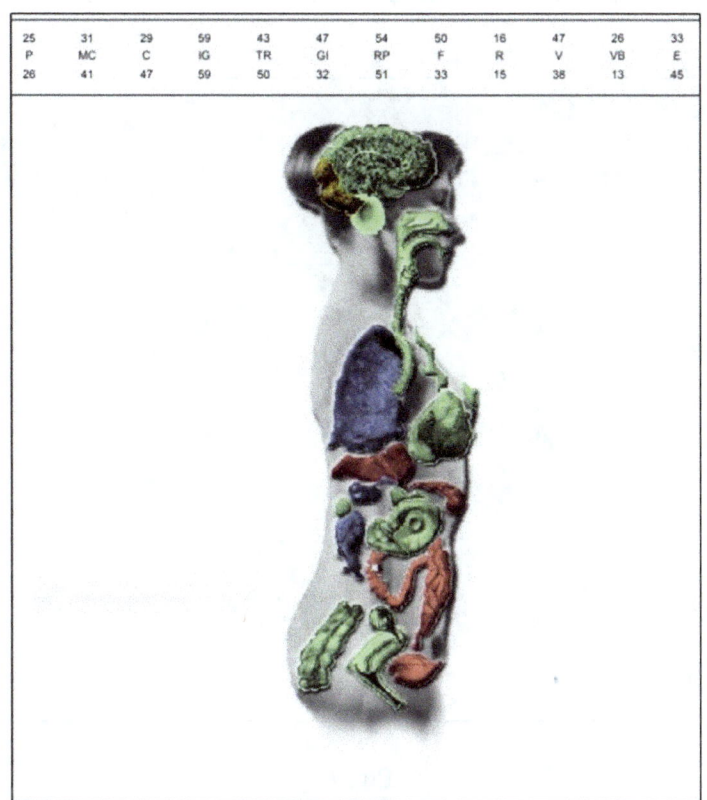

Рис.5.

Фантом слева

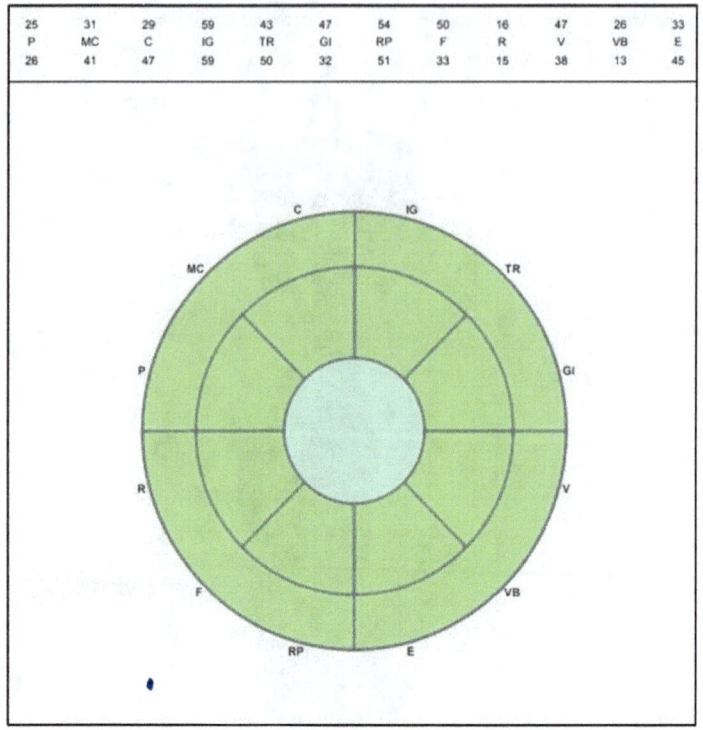

25	31	29	59	43	47	54	50	16	47	26	33
P	MC	C	IG	TR	GI	RP	F	R	V	VB	E
26	41	47	59	50	32	51	33	15	38	13	45

Рис. 6.
Цветограмма 1

«Цветограмма 1» – строится на основании «Диаграммы». Отражает средне энергетическое состояние организма («Среднее значение») относительно статистической возрастной нормы (центральный круг), состояние отдельной системы по среднему показателю (большой сектор) и состояние правых и левых парных частей системы (два малых сектора на внешнем круге, примыкающих к большому сектору). Дает более наглядное представление о переходных, пограничных значениях в оттенках розового и голубого цветов. Для правильного чтения Цветограммы необходимо мысленно встать лицом к центру круга с его внешней стороны, тогда слева окажутся сектора отражающие значения левых меридианов, а справа, соответственно – правых.

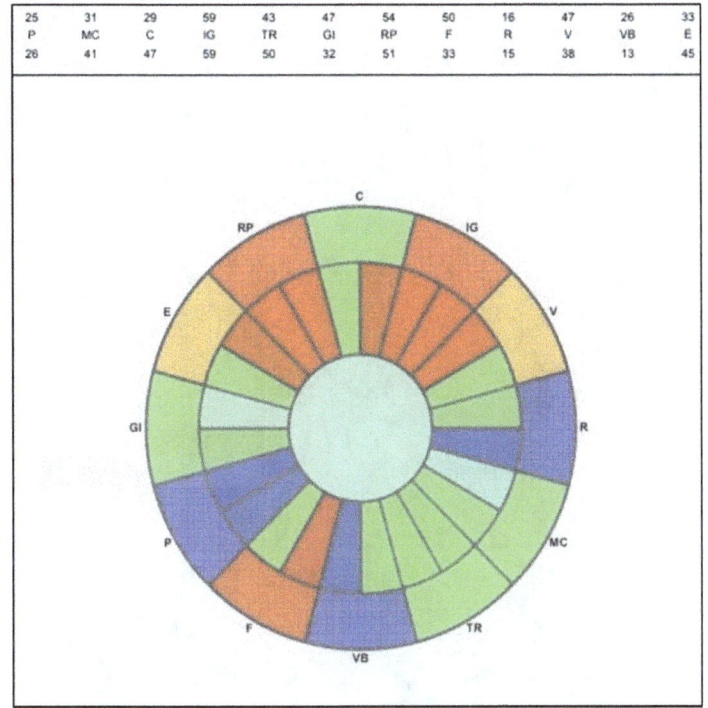

25	31	29	59	43	47	54	50	16	47	26	33
P	MC	C	IG	TR	GI	RP	F	R	V	VB	E
26	41	47	59	50	32	51	33	15	38	13	45

Рис. 7.
Цветограмма 2

«Цветограмма 2» – строится по статистическим расчетам показателей групп меридианов. Отражает состояние системы в целом (центральный круг), состояние триад меридианов (надписи меридианов на внешнем периметре) по группам локализации (ручные – ножные) и качеству энергий (Инь – Ян), а также суммарное значение показателей у данных триад меридианов по признаку право – лево (сектора на внешнем круге).

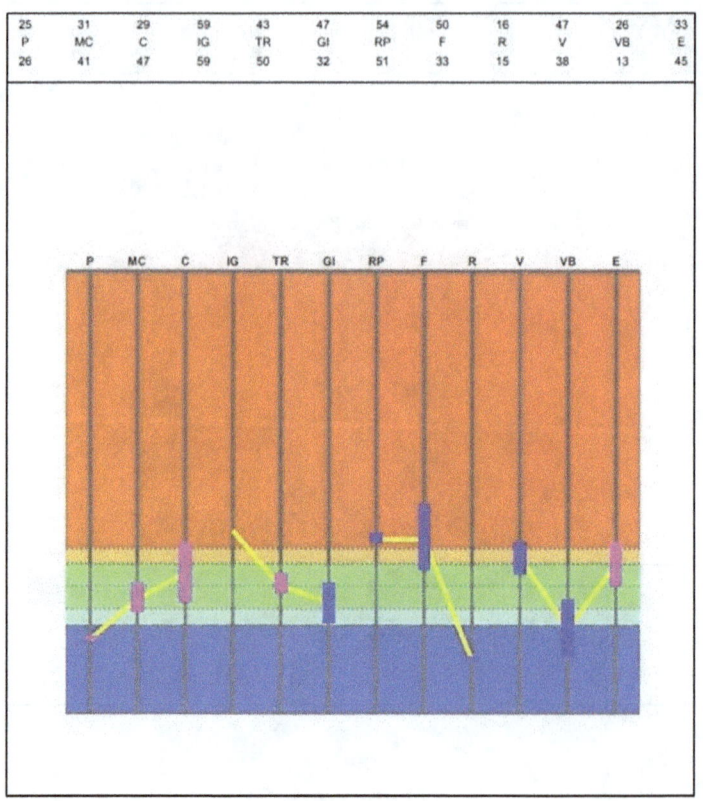

25	31	29	59	43	47	54	50	16	47	26	33
P	MC	C	IG	TR	GI	RP	F	R	V	VB	E
26	41	47	59	50	32	51	33	15	38	13	45

Рис. 8.
Таблица Ин-Янь

«Таблица Ин-Янь» – развернутая графическая форма «Цветограммы 2». Показывает состояние триад меридианов (P, MC, C – «Инь ручные»; IG, TR, GI – «Ян ручные»; RP, F, R – «Инь ножные»; V, VB, E – «Ян ножные»), их средних значений, правых и левых показателей относительно общего коридора нормы.

25	31	29	59	43	47	54	50	16	47	26	33
P	MC	C	IG	TR	GI	RP	F	R	V	VB	E
26	41	47	59	50	32	51	33	15	38	13	45

	P	GI	E	RP	C	IG	V	R	MC	TR	VB	F
HB-BH			RP	E			R	V			F	VB
Созид.	R			P	E	VB	F		IG			
Дестр.	F		V	R		IG					E	RP
П-угн			VB	F		V	E					P
пд-пн	V						F	P	IG			
С->М			IG				VB					R

Рис. 9.
Таблица У-Син

«Таблица У-Син» – используется для оперативного анализа меридиональных взаимоотношений с учетом внутренне-наружной, созидающей, деструктивной, противоугнетающей, полдень-полночь и сын-мать связей. В верхней горизонтальной строке (см. таблицу) в цветовой гамме (синий, голубой, зеленый, оранжевый, красный) высвечено состояние меридиана на момент обследования (гиперфункция, норма, гипофункция) с учетом среднеарифметических показателей по правому и левому одноименному меридиану и разбросу показателей индивидуальной энергетики. В левой крайней вертикальной колонке обозначены в порядке их значимости, виды меж меридианных связей (всего их 6). В вертикальных столбцах (колонках) под каждым меридианом будут высвечиваться названия меридианов в буквенной форме (Р, МС, R, и др.) в красном и синем цвете. Красный цвет обозначает совпадение (наличие, работу) связей, синий-несовпадение. Оценка ведется только по количеству совпадающих (красных) связей. Большее число этих совпадений (три и более) указывают на прямую, ведущую заинтересованность системы в общей картине функциональных изменений в организме. Особое предпочтение следует отдавать ведущим, наиболее информативным (первым трем) связям – деструктивной, внутренне-наружной и созидающей связям любого меридиана. Совпадение по ДВУМ и менее связям не учитывается. Данные таблицы используются для определения фактора «Ведущей патологии» – орган или система, которая играет ключевую роль в картине сформировавшейся патологии (наибольшее число задействованных связей). Соответственно лечебное воздействие на главные органы «Ведущей патологии» в данный момент времени будет наиболее эффективным.

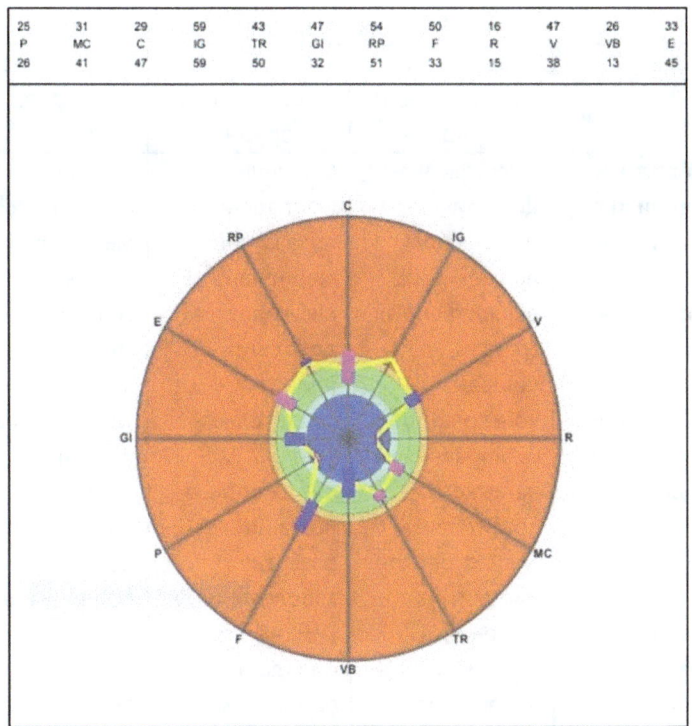

25	31	29	59	43	47	54	50	16	47	26	33
P	MC	C	IG	TR	GI	RP	F	R	V	VB	E
26	41	47	59	50	32	51	33	15	38	13	45

Рис. 10.
Диаграмма круговая (Циклограмма)

Диаграмма круговая (Циклограмма) – строится по средним значениям, правым и левым показателями каждого меридиана связанного с определенным органом или системой. Все показатели меридианов рассматриваются относительно коридора нормы (зеленый круг) и оцениваются по отклонению выше коридора нормы – гиперсостояние, «пик», (красный круг), либо ниже коридора нормы – гипосостояние, «западение» (синий круг). Отмечаем наиболее выраженные «пики» и «западения» по осям меридианов.

Так как организм является целостной системой функционирования, все полученные показатели отражают взаимную работу всех органов и систем. Ниже в таблице 1 приводится анализ диаграммы и интерпретация результатов сканирования.

Таблица 1.1 Анализ диаграммы и интерпретация результатов

Меридиан печени «F»

Меридиан	Повышение показателей меридиана	Понижение показателей меридиана	Разброс показателей
Меридиан печени «F» Дополнительные симптоматические проявления при избыточности: головная боль, затрудненное и болезненное мочеиспускание, желтушный цвет кожи, боли во внутренней поверхности голени и бедра, нарушение menses у женщин, боли в пояснице и половых органах, нарушение сна, чувство гнева, раздражительность и импульсивность.	1. Интоксикация при длительном применении лекарственных средств, пищевых консервантов, газированных напитков с красителями, злоупотребление нием жареной пищей, алкогольная интоксикациия. 2. Эндогенная интоксикация. Нарушения в работе органов пищеварения: недостаточное усвоение пищи и накопление продуктов распада. Продукты гнилостного распада всасываются в кровь и фильтруются печенью, что	Снижение («западение») показателей меридиана «F» наблюдается довольно редко и свидетельствует о неблагоприятной картине развития заболевания. Печень обладает огромными функциональными ресурсами и снижение уровня ее работы наблюдается чаще при далеко зашедших структурных изменениях: прогрессирующая форма гепатита, осложненная циррозом печени,	Разброс показателей между правым и левым значениями меридиана «F» может указывать на уровень функциональной активности правой и левой доли печени, но так как печень не является парным органом в системе (как например легкие «P» или почки «R») — это разделение является очень условным. Разброс показателей меридиана «F» более 20% свидетельствует о крайне нестабильной работе системы — ее

	приводит к нарушению ее работы и это отрицательно влияет на процессы расщепления и усвоения пищи. Картина диаграммы принимает характерную форму где «GI» находится в угнетенном состоянии, а «F» в пике. 3. Гепатит и остаточные явления этого заболевания.	алкогольный гепатоз или другие последствия разрушитель- ных токсических воздействий.	патологической лабильности».

Таблица 1.2 Анализ диаграммы и интерпретация результатов
Меридиан желчного пузыря «VB»

Меридиан	Повышение показателей меридиана	Понижение показателей меридиана	Разброс показателей
Меридиан желчного пузыря «VB» Дополнительные симптоматические проявления: 1. При избыточности меридиана «VB»: заболевание горла, чувство полноты в желудке, горечь во рту, тошнота, головная боль, припухлость щек, шеи, подбородка с покраснением кожи, бессонница, повышенная возбудимость, боль и судороги в области бедра, горячая на ощупь наружная	1. Избыточная функциональная активность или наличие воспалительных явлений этого органа. 2. Временное увеличение активности появляется после употребления жирной, жареной и острой пищи, яичного желтка, желчегонных средств. 3. «Пик» на меридианах «F» и «VB» может означать наличие симптомов холецистита. 4. Отсутствие «пика» на печени «F» означает простое	Снижение показателей меридиана встречается довольно редко и указывает на застойные явления (гипокинезию) желчного пузыря и возрастает угроза образования желчных камней, а также может указывать на структурные изменения и утрату функциональной активности желчевыводящих путей. Отсутствие желчного пузыря (холецистэктомия) не всегда сопровождается снижением функционально	Разброс правых и левых показателей меридиана «VB» может наблюдаться у пациентов с большим количеством камней в желчном пузыре и при острой закупорке желчевыводящих протоков. Существует угроза гангренозных изменений и необходимость неотложного оперативного лечения. Однако подобные изменения наблюдаются и при пищевых отравлениях, сопровождающихся

поверхность стопы. 2. При недостаточно-сти меридиана «VB»: заболевания глаз, припухлость подколенной ямки, желтушность склер, припухлость области стоп, слабость, упадок сил, отечность суставов нижних конечностей, рвота желчью, потливость ночью, сонливость, тяжелые, глубокие вздохи, головокруже-ние, слабость в ногах.	функционально е нарушение. 5. «Пик» на меридианах печени, желчного пузыря и поджелудочно й железы означает обширную патологию-холецистопанк реатит.	й активности меридиана «VB». Это указывает на хорошие компенсаторны е возможности желчевыводящ ей системы и строгой почасовой диеты в приеме пищи.	выраженной дискинезией желчного пузыря.

Таблица 1.3 Анализ диаграммы и интерпретация результатов
Меридиан легких «Р»

Меридиан	Повышение показателей меридиана	Понижение показателей меридиана	Разброс показателей
Меридиан легких «Р» Дополнительные симптоматически е проявления: 1. При избыточности: повышение температуры тела, потливость (горячий пот), горячая на ощупь ладонь, звонкий кашель, сопровождаю- щийся болью, обилие мокроты, боль в области спины, плеча, напряжение мышц плеча, бронхиальная астма, тонзиллит. 2. При недостаточно-сти: озноб, онемение и похолодание рук, холодный пот, меняющийся цвет лица, хриплый кашель, насморк, сухость в горле, кожный зуд, головокруже-	Избыток меридиана «Р» наблюдается, когда существует «нагрузка» на дыхательную систему: 1. При воспалитель- ных респираторны х заболеваниях (ОРЗ, бронхит, воспаление легких). 2. Аллергичес- ких реакциях, сопровождаю- щихся бронхоспасти- ческими явлениями. 3. Наличии вредных веществ во вдыхаемом воздухе (промышлен- ные загрязнения).	Снижение («Западение») показателей легких «Р» встречается: 1. После перенесенных воспалительны х заболеваний с нарушением структуры паренхимы легких. Это может формировать сердечно- легочную патологию. В таких случаях наблюдается и снижение показателей правых отделов сердца. У пациентов преобладают жалобы на боли за грудиной, одышку, непереноси- мость физических нагрузок.	Выраженный разброс показателей говорит об одностороннем преобладании патологических процессов, затрагивающих, соответственно, правое или левое легкое (если один показатель находится в норме). Интерес представляют случаи, когда один из показателей превышает норму, а второй находится в сниженном состоянии. При этом можно говорить о компенсаторны х процессах, когда здоровый орган

ние, бессонница, боль в области ключицы и грудной клетки.	4. Вялотеку-щем хроническом процессе или последствиях перенесенных воспалитель-ных заболеваний.	2. Снижение работы «Р» наблюдается у курильщиков со стажем. 3. Снижение показателей наблюдается у спортсменов при длительном отсутствии адекватных физических нагрузок и у лиц, ранее занимавшихся спортом.	берет на себя нагрузку и замещает недостаточную функциональ-ную активность пораженного парного органа, вытягивая общие показатели системы к норме

Таблица 1.4 Анализ диаграммы и интерпретация результатов
Меридиан толстого кишечника «GI»

Меридиан	Повышение показателей меридиана	Понижение показателей меридиана	Разброс показателей
Меридиан толстого кишечника «GI» Дополнитель-ные симптоматичес-кие проявления: 1. При избыточности: запор, боль и вздутие в области живота, сухость во рту, головная боль с головокруже-нием, озноб, боль в области плеча, предплечья, пальцах рук, непереноси-мость тепла, напряжение мышц шейно—затылочной области. 2. При недостаточ-ности: урчание в животе, чувство	Повышение показателей этого меридиана: 1. При усилении функции моторики сопровожда-ются симптоматичес-кими проявлениями в виде урчания в животе, метеоризма и поноса. 2. Реже свидетельст-вует о воспалитель-ных прооцессах толстого кишечника — колит, схваткообраз-ные боли в животе, зловонный жидкий стул и др. 3. Наличие полипов в толстой кишке.	Снижение показателей наблюдается в случае: 1.Нарушения моторной и всасывательной функции толстого кишечника (снижение моторной функции – запор, а всасывательной функции – понос). 2. Высокая зашлакованность Наблюдаются изменения показателей печени в сторону гиперфункции. Рекомендуется диета с повышенным потреблением растительной клетчатки. 3. Другими причинами нарушения	Выраженный разброс показателей правого и левого значения довольно редко может свидетельст-вовать о разной функциональ-ной активности восходящего и нисходящего отделов толстого кишечника, гораздо чаще такое состояние встречается при острых отравлениях, аппендиците, проведении лечебных манипуляций резко изменяющих работу

слабости в руках, покраснение задней стенки глотки, головокруже-ние, небольшой кашель, чувство тревоги, понос, сыпь, зуд.	4. Атипичная нижнедолевая пневмония. Причиной раздражения брыжейки толстого кишечника является воспаление нижней доли легкого, прилегающего вплотную к диафрагме. На диаграмме в таком случае наблюдается гиперфункция толстого кишечника с гиперфункцией легких.	работы толстого кишечника могут являться заболевания желудка, поджелудочной железы, желчного пузыря и тонкого кишечника. 4. При одновременном снижении показателей меридиана толстого кишечника и легких часто наблюдаются дегенеративно-воспалительные процессы на кожной поверхности, высыпания неясной этиологии, нарушение роста ногтей, повышенное выпадение волос на голове (аллопеция).	кишечника (сифонные клизмы, колоноскопия и др.).

Таблица 1.5 Анализ диаграммы и интерпретация результатов
Меридиан желудка «Е»

Меридиан	Повышение показателей меридиана	Понижение показателей меридиана	Разброс показателей
Меридиан желудка «Е» Дополнитель-ные симптоматически е проявления 1. При избыточности: возбуждение, высокая температура тела, вздутие живота, отрыжка, запор, повышенная кислотность, повышенный аппетит, спазматические боли в желудке, трещины губ, боли передней поверхности бедра, голени, колена, сыпь, напряжение мышц передней части шеи, боли в груди. 2. При недостаточно-сти: депрессия, вялость, частая зевота, урчание в животе, рвота после еды, понос,	1. Повышение показателей меридиана «Е» наблюдается при усилении моторной функции желудка, что является нормальным состоянием после приема пищи и продолжается примерно два часа после еды. 2.Постоянный «пик» на меридиане «Е» уже является признаком гастрита. Боли в эпигастрии, непереносимост ь острой и жареной пищи, тошнота, изжога. Гипермоторно-Гиперсекретор-ный гастрит часто является причиной развития язвенной	Снижение показателей меридиана «Е» наблюдается при угнетении моторной функции желудка, что проявляется чувством тяжести в эпигастральной области, переполненност и желудка после приема пищи, постоянной отрыжкой тухлым. По соотношению с меридианом поджелудочной железы «RP» можно сделать заключение о фоне кислотности гипомоторного гастрита (гиперсекретор-ный – при повышении «RP» и гипосекреторны	Особую насторожённо -сть вызывают показатели с большим разбросом между правым и левым значениями. Сниженный левый показатель меридиана «Е» связан с нарушением работы кардиального сфинктера желудка. При слабости кардиального сфинктера выявляются жалобы на изжогу, отрыжку кислым, происходит заброс желудочного содержимого обратно в пищевод, что

пониженная кислотность, потеря аппетита, чувство переполнения желудка, набухание слизистой носоглотки, слабость ног, красное лицо, припухлость век, напряжение мышц плечевого пояса, онемение и похолодание в области бедра и голени.	болезни желудка и язвы луковицы двенадцати-перстной кишки.	й – при понижении). Снижение правого показателя меридиана желудка связано со слабостью пилорического сфинктера желудка, что нередко является причиной возникновения язвы луковицы двенадцатипер-стной кишки.	нередко является причиной эзофагита. Сходное расположение показателей дает также и диафрагмаль-ная грыжа. Разброс между правым и левым показателем меридиана «Е» наблюдается так же и при остром пищевом отравлении.

Таблица 1.6 Анализ диаграммы и интерпретация результатов

Меридиан поджелудочной железы / селезенки «RP»

Меридиан	Повышение показателей меридиана	Понижение показателей меридиана	Разброс показателей
Меридиан поджелудочной железы / селезенки «RP» Дополнительные симптоматические проявления 1. При избыточности неустойчивый аппетит, чувство переполнения в животе, запор, отрыжка воздухом, боль и ощущение тяжести в области подреберья, тошнота, пищевая интоксикация, боли в суставах ног и стопе, ограничение движения	1. Избыток меридиана «RP» наблюдается в норме после приема пищи и сохраняется два – три часа. 2. После употребления жирной, жареной, острой пищи, алкогольных напитков крепостью выше 30º «пик» на меридиане «RP» сохраняется до 4 – 5 часов. Это состояние приводит к развитию воспалительных процессов в поджелудочной железе. 3. Одновременное повышение нарушений в меридиане желудка говорит о развитии гастрита.	1. Недостаточность меридиана «RP» встречается реже, данное нарушение свидетельствует о снижении функциональной активности поджелудочной железы. При этом у пациента наблюдаются нарушения, связанные с плохим перевариванием и усвоением пищи. 2. Выраженное снижение «RP» характерно для лиц с сахарным диабетом или имеющих предрасположенность к его развитию (группа риска). 3. Одновременное сочетание снижения «RP» с	Разброс между правым и левым значениями в меридиане является признаком выраженной дисфункции поджелудочной железы. Причем условно можно выделить нарушения в хвостовом отделе поджелудочной железы – значения левых показателей, и дисфункцию головки поджелудочной железы – правые показатели. Предрасположенность к сахарному диабету чаще всего выявляется у лиц с низкими показателями правого

первого пальца стопы. 2. При недостаточ-ности меридиана: плохое пищеварение, газы в желудке, большое количество испражнений, боль в эпигастраль-ной области, слабость и онемение ног, венозный застой в ногах, кожные заболевания, сонливость в течение дня.	4. Одновремен-ное отклонение в гиперфункцию меридиана желчного пузыря свидетельствует о появлении признаков холецистопанкре атита.	нарушениями в меридиане желудка «Е» характерно для гипоацидного (со сниженной кислотностью) гастрита.	значения в меридиане «RP».

Таблица 1.7 Анализ диаграммы и интерпретация результатов
Меридиан сердца «С»

Меридиан	Повышение показателей меридиана	Понижение показателей меридиана	Разброс показателей
Меридиан сердца «С» Дополнитель-ные проявления 1. При избыточности меридиана: боли в области сердца, плече и предплечье, повышенная возбудимость, гиперемиро-ванное (красное) лицо, ощущение тяжести в конечностях и груди, периодичес-кое повышение температуры тела, сопровож-дающееся ощущением сухости во рту, ощущение переполне-ния в желудке, жар в ладонях. 2. При недостаточ-	Повышение показателей этого меридиана: 1. В норме Функциональ-ное напряжение возникает при физической нагрузке, приеме кофеино-содержащих препаратов. 2. Заболевания сердечно-сосудистой системы. У молодых людей до 25-28 лет пик на «С» чаще вызывают миокардиты, кардионеврозы и нейроциркуля-торные дистонии. У людей старше 40 лет это следствие атеросклеро-тических	Снижение показателей меридиана «С»: 1. В норме наблюдается редко и может возникать после избыточных для организма физических нагрузок, злоупотребле-нии и передозировки седативных препаратов. 2. Сердечно-сосудистые заболевания сопровожда-ющиеся снижением функциональ-ных возможностей миокарда проявляются стойким и значительным «западением» показателей «С»	Разброс показателей говорит о: 1. Нестабильной работе сердечно-сосудистой системы (нейроциркулято рная дистония). 2. Если такие же разбросы показателей одновременно наблюдаются на меридиане сосудов (перикарда) «МС» — это означает серьезную патологию нарушения в работе сердца и сосудов (выраженная ишемия, инфаркт, инсульт, тромбоз). 3. При отклонении правых значений «С» следует обращать

ности: сердцебиение, одышка при физической нагрузке, бледное лицо, угнетенное состояние, чувство подавленности, тоски, страха, похолодание, онемение внутренней поверхности плеча, головокружение из-за недостаточности кровообращения.	процессов сосудистого русла и нарушения питания миокарда.	(миокардиодистрофии, последствия инфаркта, длительные ишемические нарушения).	внимание на состояние меридиана легких «Р». 4. Отклонение левых показателей меридиана «С» оценивается в совокупности с состоянием общего меридиана сосудов (перикарда) «МС». 5. Одновременные отклонения во всех трех взаимосвязанных меридианах «С», «МС» и «Р» указывают на возникновение патологии в сердечно-сосудистой и легочной системах — формирование кардио-респираторного синдрома.

Таблица 1.8 Анализ диаграммы и интерпретация результатов
Меридиан тонкого кишечника «IG»

Меридиан	Повышение показателей меридиана	Понижение показателей меридиана	Разброс показателей
Меридиан тонкого кишечника «IG» Меридиан «IG» отражает состояние тонкого кишечника, активность которого тесно связана и зависит от работы всей пищеварительной системы (меридианы «RP», «E», «VB», «F», «GI»). Нарушения Вышеупомянутых органов системы пищеварения влияют на состояние этого меридиана. Дополнительные проявления 1. При избыточности:	1. Гиперфункция «IG» в норме наблюдается спустя 1,5 – 2,5 часа после приема пищи. Это связано с последовательностью процессов переваривания и усвоения пищи. 2. Стойкое повышение наблюдается при заболеваниях органов пищеварительного тракта: желудка, поджелудочной железы, желчного пузыря, печени, когда присутствует синдром раздражения тонкого кишечника.	1. Гипофункция «IG» в норме может наблюдаться спустя 2,5 – 3 часа после приема пищи. 2. Выраженное и стойкое снижение показателей в этом меридиане происходит во время развития заболеваний, ведущих к поражению функций тонкого кишечника, снижению или полной утрате его перистальтики (последствия отравлений, перитонит, спаечная болезнь).	Значительный разброс между правым и левым показателями в меридиане встречается при остром отравлении. Выраженное повышение правого показателя Свидетельствует об остром состоянии (обострении) болезни язвы луковицы двенадцатиперстной кишки, при этом наблюдаются характерные изменения показателей поджелудочной железы (гиперфункция) и желудка (снижение правых значений).

боль в области пупка и нижней части живота, боль в задней стороне плеча и предплечья, кривошея, судороги мышц шеи и затылка, боль в области шеи, затылка, висков, звон в ушах, запор. 2. При недостаточности: слабость верхних конечностей и ощущение холода в них, отечность в области нижней челюсти и шеи, шум в ушах, снижение слуха, уменьшение массы тела, понос, тошнота и рвота.	3. Такое же состояние характерно для воспалительных заболеваний самого тонкого кишечника (энтерит). 4. Пик меридиана «IG» с одновременным повышением показателей поджелудочной железы и снижением правых отделов желудка - признак угрозы развития язвы луковицы двенадцатиперстной кишки. 5. Одновременное повышение значений «IG» с меридианом «GI» говорит о наличии энтероколита.		

Таблица 1.9 Анализ диаграммы и интерпретация результатов
Меридиан мочевого пузыря «V»

Меридиан	Повышение показателей меридиана	Понижение показателей меридиана	Разброс показателей
Меридиан мочевого пузыря «V» Дополнительные проявления 1. При избыточности: частое мочеиспускание, болезненные спазматические проявления со стороны мочеполовой системы, боли и напряжения мышц спины, боли в позвоночнике, боли и спазмы мышц нижних конечностей, головная боль в лобной и затылочной областях в момент напряжения, избыточная слезоточивость и боль в глазах,	1. Гиперфункция наблюдается в норме при переполненном мочевом пузыре и сохраняется 20 - 30 минут после его опорожнения. 2. Стойкая гиперфункция возникает после приема мочегонных средств (лекарственные препараты, настои трав, чаи). 3. Выраженное и длительно сохраняющееся состояние избытка «V» отмечается при воспалительных процессах в мочевом пузыре и мочевыводящих путях	1. Снижение показателей «V» в норме встречается редко, хотя может отмечаться через некоторое время, когда после длительного удержания мочевого пузыря в переполненном состоянии происходит его опорожнение. 2. Патологические состояния связаны с хроническими длительно текущими заболеваниями мочевыводящей системы: мочекаменная болезнь, хронический простатит, скрытые	Разброс между правым и левым показателями в меридиане системы «V» отмечается при выраженной дисфункции мочевого пузыря (острая задержка мочи, аденома простаты, травматические повреждения, уролитиаз).

кровотечения из носа. 2. При недостаточности: редкое, но обильное мочеиспускание, отечность и припухлость в области половых органов, гипотония мышц затылка и позвоночника, слабость мышц спины, неподвижность бедра, тяжесть и слабость в нижних конечностях, малоподвижность в пальцах стопы, головокружение.	(цистит, уретрит) инфекционных и асептических воспалительных процессах (уролитиаз, микролитиаз — так называемый «песок»), травматизация слизистой оболочки мочеточников и мочевого пузыря. 4. «Пик» показателей «V» появляется и при нарушении оттока мочи (спазмы сфинктера мочевого пузыря, аденома простаты, закупорка уретры мочевыми камнями).	инфекционные процессы мочевыводящих путей. 3. Выраженное «западение» показателей «V» отмечается при атонии мочевого пузыря вследствие нарушения иннервации после перенесенных инсультов, травматических повреждений пояснично-крестцового отдела позвоночника.	

Меридиан Мочевого пузыря «V» вместе с меридианом почек представляют мочевыделительную систему. У мужчин оба этих меридиана связаны так же с состоянием репродуктивной (половой) функции. Репродуктивная функция женского организма связана с гормональной системой и определяется состоянием меридиана щитовидной железы. Отдельно взятый меридиан «V» показывает состояние функциональной активности мочевого пузыря.

Таблица 1.10 Анализ диаграммы и интерпретация результатов
Меридиан почек «R»

Меридиан	Повышение показателей меридиана	Понижение показателей меридиана	Разброс показателей
Меридиан почек «R» Состояние меридиана «R» наряду с меридианом мочевого пузыря «V» отражает работу мочевыделительной системы у женщин и мочеполовой системы у мужчин. Дополнительные проявления 1. При избыточности меридиана «R»: ощущение тяжести и жара в ногах, ступни на ощупь теплые, боль в области поясницы, крестца, внутренней части бедра, необычный прилив	Повышение показателей меридиана: 1. В норме наблюдается при потреблении большого количества жидкости, приеме мочегонных препаратов, травяных средств, чаев. Так же повышение функциональной нагрузки на почки наблюдается в жаркое время года. 2. Патологически стойкое повышение значений «R» отмечено при воспалительных заболеваниях почек (нефриты,	Снижение показателей меридиана в норме практически не встречается, но может появляться в результате эффекта «маятника» после резкого кратковременного повышения функциональной нагрузки (окончание действия мочегонных средств, синдром отмены препаратов стимулирующих работу почек). При патологии почек сниженное значение встречается во время длительно	Почки являются парными органами и способны компенсировать нарушение работы второй половины, тем самым повышая компенсаторные возможности всей системы. 1. Одинаково высокие (или низкие) показатели говорят о выраженности и сформированности патологических нарушений. 2. Выраженная разница правого и левого показателя в меридиане появляется в период

энергии, чувство волнения, повышение сексуальной потенции, редкое мочеиспускание, моча темного цвета, сухость во рту, тошнота.
2. При недостаточности слабость, вялость, чувство страха, ощущение холода в ногах, ступни на ощупь холодные, учащенное мочеиспускание, моча со специфическим запахом, обильное потоотделение, чувство онемения и слабости в ногах, расстройство функции кишечника, снижение

гломерулонефриты, восходящая инфекция мочеполовых путей). При развитии мочекислого диатеза, повышении риска образования солевых отложений и мочевых камней одновременно с гиперфункцией почек наблюдается снижение показателей меридиана мочевого пузыря. На фантоме несмотря на гипофункцию мочевой пузырь окрашивается в красный цвет, что говорит о большой вероятности асептических воспалительных процессов в результате

текущих заболеваний мочеполовой системы в стадии ремиссии. Выраженное западение меридиана «R» наблюдается при поражении почек, сопровождающемся морфологическими изменениями (диабетическая нефропатия, клубочковый гломерулонефрит). Отмечено снижение меридиана «R» на фоне половых излишеств (перегрузка), и развитии функциональной импотенции.

неустойчивой работы, перестройке системы, внезапного возрастания функциональной нагрузки на почки при разных компенсаторных возможностях правого и левого органа.
3. Пораженный орган реагирует снижением показателей на чрезмерную функциональную нагрузку, а орган обладающий большими компенсаторными возможностями берет на себя избыточную работу и переходит в состояние гиперфункции. По этой причине лечебное

сексуальной потенции.	травматичес-кого повреждения микролитами слизистой мочевыводя-щих путей (рези при мочеиспускани)		воздействие необходимо оказывать в первую очередь на почку, находящуюся в состоянии гипофункции.

Меридиан перикарда (сосудистый меридиан) «МС»

Меридиан	Повышение показателей меридиана	Понижение показателей меридиана	Разброс показателей
Меридиан перикарда (сосудистый меридиан) «МС» Дополнитель-ные симптоматиче с-кие проявления 1.При избыточности меридиана «МС»: бль в грудной клетке, боли в руках, головная боль с ощущением приливов, запор, покраснение склер глаз, поверхностны й сон, чувство стеснитель-ности, раздражитель -ность. 2. При недостаточно-сти: учащенное сердцебиение	Избыток показателей меридиана «МС» наблюдается так же как и у меридиана «С», когда существует функциональ-ная нагрузка на сердечно-сосудистую систему. 1. В норме это происходит при физической нагрузке, приеме кофеино-содержащих препаратов. 2. При развитии заболеваний, в работе меридианов «С» и «МС» возникает эффект так называемых «ножниц». На фоне повышенных значений «МС» происходит «западение» показателей меридиана «С». Это характеризует	Снижение показателей меридиана «МС» само по себе малоинформа -тивно. 1. Картина «Гипотензивн о-го синдрома», встречается при гипотоническ их состояниях. Это одновремен-ное снижение «МС» и «С» 2. Сочетание «западения» меридиана «МС» совместно с пиком на меридиане сердца «С» характерно для нейроциркуля -торной дистонии с тенденцией	При большой разнице правых и левых значений в системе меридиана «МС» определяется нестабильная работа сосудов имеющих в своей стенке гладкомышеч-ные компоненты. Появляются скачки артериального давления, как в сторону повышения, так и в сторону падения показателей. Такая картина характерна для нейроциркуля-торной дистонии различного генеза. В данном случае направление

, боязнь высоты с головокруже-ниями, депрессия, утомляемость, боли в животе, понос, слабость рук, ощущение тяжести в грудной клетке, желтушность склер, одышка, глубокий сон с большим количеством сновидений.	нейро-циркуляторную дистонию с повышенным артериальным давлением (лица молодого возраста). У людей с возрастом за 40 лет — это развитие гипертоничес-кой болезни на фоне атеросклероти-ческих процессов аорты и коронарных сосудов (снижается функциональ-ная активность меридиана «С»). 3. При одновремен-ном избытке показателей по меридианам «С» и «МС» речь идет о «Гипертензион-ном синдроме» и наличии повышенного артериального давления.	к снижению артериальног о давления.	терапевтическо -го воздействия лучше ориентировать по состоянию меридиана сердца «С».

Меридиан Перикарда (Сосудистый меридиан) «МС» тесно связан с работой меридиана сердца и отражает состояние сердечно-сосудистой системы с большим уклоном на сосудистую составляющую. Он показывает общую тенденцию реагирования сосудистого русла, компенсаторные возможности и адекватность работы системы в целом. Изолированная оценка «МС» не проводится, а для получения заключений необходимо рассматривать его взаимодействие с другими меридианами.

Таблица 1.12 Анализ диаграммы и интерпретация результатов
Меридиан «Трех обогревателей» (нейроэндокринная функция) «TR»

Меридиан	Повышение показателей меридиана	Понижение показателей меридиана	Разброс показателей
Меридиан трех обогревателей (нейроэндокринная функция) «TR» Дополнительные симптоматические проявления. 1. При избыточности: Гиперемированное лицо, потливость лица, боль в области рук, лопаток, шеи, обильное мочеиспускание, боль и звон в ушах, бессонница, раздражительность, непереносимость жары, лихорадка с высокой температурой, отсутствие аппетита.	Повышение показателей: 1. Наблюдается при сенсибилизации организма у лиц склонных или имеющих предрасположенность к аллергическим реакциям (особенно часто наблюдается в весенний период). 2. Повышение значений «TR» происходит во время напряженного состояния иммунной и эндокринной системы. 3. У женщин «пик» на «TR» отмечается при воспалительных заболеваниях придатков (яичников) и во	Снижение значений меридиана «TR» характерно для состояния нарушения защитно-приспособительных механизмов в организме, например при падении иммунитета в весенне-зимний период. Выраженное падение показателей «TR» происходит при длительно протекающих хронических заболеваниях, явных нарушениях в работе эндокринной системы (заболевания щитовидной железы,	Разброс показателей в меридиане между правыми и левыми значениями позволяет говорить о нарушении функционирования иммунной и эндокринной системы. Кроме того, разница значений определяет Преимущественную сторону поражения придатков у женщин и указывает на нарушение репродуктивной функции.

2. При недостаточ-ности: бледное лицо, поверхностное дыхание, непереноси-мость холода, озноб, онемение и слабость рук и шеи, ослабление слуха, психическая и физическая усталость, пониженное мочеиспускани е, грусть, вялость.	время menses. Поэтому проведение диагностически х исследований в «критические дни» не рекомендуется. 4. Отмечена особенность состояния «TR» во время беременности – нормальное протекание беременности всегда сопровожда-ется высокими показателями «TR». При возникновении угрозы выкидыша, особенно на ранних стадиях беременности, показатели «TR» значительно снижаются.	надпочечников), поражениях иммунной системы (ВИЧ-синдром, разгар гепатита С, онкологические заболевания). У женщин снижение показателей «TR» является признаком недостаточной функциона-льной активности яичников. Особенную настарожен-ность такие показатели вызывают в период menses или на фоне протекающей беременности, когда «TR» должен находиться в избыточном состоянии.	

Под каналом «Трех обогревателей» «TR» подразумевается система управляющая и координирующая работу внутренних органов условно разделенных на три группы по анатомическому признаку: органы грудной полости (легкие, сердце), брюшной полости (желудок, поджелудочная железа / селезенка, печень, желчный пузырь, кишечник), органы области малого таза и забрюшинного пространства (мочевой пузырь, почки, половые органы). Таким образом, меридиан «TR» отражает адаптационно-приспособительные возможности организма, степень надежности функций управления и координации, которые обеспечиваются вегетативной нервной и эндокринной системами. Поэтому изменения меридиана «TR» в большей степени связаны с работой эндокринной системы.

Следует отдельно отметить особенность взаимодействия гипофиза (боковая проекция фантома) с другими (нижележащими) органами эндокринной системы (щитовидная железа, надпочечники, яичники у женщин). По результатам исследований на комплексе КЭС – 01 неоднократно наблюдалось повышение активности гипофиза при падении активности соподчиненных эндокринных органов с дальнейшей нормализацией работы последних. Поэтому гипофункция щитовидной железы, надпочечников, яичников (у женщин) на фоне повышенной активности гипофиза является переходным состоянием. Если функциональное состояние нормализуется все заинтересованные органы возвращаются к нормальным показателям, если же патология носит устойчивый характер – повышенная гипофизарная активность прекратится, а отклонения в нижележащих эндокринных органах сохранятся.

Из всего вышесказанного следует отметить, что способность метода предварительного сканирования объективизировать по биофизическим параметрам точек акупунктуры функциональное состояние органов и систем определяет его целесообразность для первичной профилактики различных патологических состояний организма.

Секция 6.
Общие результаты процесса Оздоровления

Информационная коррекция запускает целый комплекс восстановительных процессов без каких-либо побочных эффектов и осложнений. Информационное воздействие должно осуществляться даже без жалоб пациента. Если жалоба есть, то мы уже имеем дело с нарушениями в физическом теле. Своевременное использование информации позволяет достичь положительных результатов гораздо быстрее.Вот наиболее общие результаты процесса Оздоровления:

- Восстановление энергетического баланса.
- Улучшение состояния иммунной и эндокринной системы.
- Снижение последствий стрессовых воздействий.
- Улучшение состояния нервной системы; борьба с фобиями.
- Снижение хронической усталости и восстановление ночного сна.
- Улучшение состояния при хронических заболеваниях, а также при аллергии, кардиологических проблемах, диабете, ожирении, онкологии и других.

Применение Энерго -Информационной Технологии Оздоровления (ЭИТО) показано при любом снижении защитных сил организма. Особенно это полезно для часто и длительно болеющих детей, при затяжных бронхитах и пневмониях, трудно поддающихся лечению инфекциях и других. А также применение ЭИТО показано при любых стрессовых ситуациях, в которых мы постоянно находимся, включая не только физические, но и эмоциональные и психологические.

Сеанс оздоровления длится примерно полтора часа и включает в себя:
- компьютерное сканирование функциональных параметров организма,
- выбор корректирующей программы,
- запись корректирующей программы на жесткий носитель (ИЖН).

Теперь рассмотрим по порядку каждую из приведенных выше процедур.

В чем заключается процедура компьютерного сканирования мы рассказали выше. Можно лишь добавить, что диагностика производится по биологически активным точкам на пальцах рук и ног вдоль меридианов и позволяет получить картину обще-энергетического состояния организма, определить уровень функциональной активности групп органов, отдельных органов и всего организма в целом. Важным является подготовка к диагностике. Диагностику лучше всего проводить утром натощак, а если нет такой возможности, то не раньше чем через 1,5 –2 часа после еды. До обследования желательно опорожнить мочевой пузырь и кишечник и не проводить у женщин в критические дни. Не рекомендуется проводить диагностику ранее, чем через 3-е суток после общих воздействий на организм связанных с мощными излучениями, приёмом алкоголя, проведением лечебных процедур, диагностических мероприятий, приема лекарственных и других средств, влияющих на работу систем организма. Исследование не рекомендуется проводить в состоянии психического возбуждения. До проведения измерений необходимо снять кольца, часы и металлические украшения и исключить всякое воздействие на зоны измерения. После проведения измерений результаты, как было уже сказано выше, представляются в виде Диаграммы, Цветограммы, Таблицы значений, Цветных фантомов, Текстовых функциональных заключений и цифровых показателей. Следует отметить, что хотя полученные результаты отражают энергетическое состояние организма, они помогают также выявить патологию и на физическом уровне.

Следующая процедура в оздоровительном сеансе – это выбор корректирующей программы. Неоспоримым фактом является то, что все процессы, происходящие в нашем организме выполняются по определенной программе, работа всех органов взаимосвязана и подчинена определенному ритму. Можно также допустить, что существуют некие стандартные программы, которые предписывают нашей наисложнейшей системе, которая называется человеческим организмом, как функционировать в идеале. А все наши болезни – это и есть отклонение от идеала. Опираясь на этот постулат были разработаны приборы, в которых была записана эта стандартная программа. Методика проста. При взаимодействии организма и прибора происходит сравнение идеальной программы прибора с существующей на данный момент в организме. В случае отклонения от заданных параметров, происходит выбор корректирующей программы из информационного банка данных, причем индивидуально для конкретного организма. В качестве переносчика информации используются магнитные поля, для этого в приборе имеется энергоисточник для создания магнитных полей. Для усиления передаточного эффекта используются правильные геометрические фигуры, например пирамида, к которой подключается прибор. В правильных геометрических фигурах происходит выравнивание магнитных полей Земли, что усиливает эффект передачи информации. Следует отметить, что нахождение в поле пирамиды приносит организму определенные дивиденты. Помимо выбора корректирующей программы из стандартного информационного модуля, пирамиды можно считать уникальными регенераторами жизненной силы. Пребывание человека внутри пирамиды благотворно влияет на психоэмоциональное состояние, способствует повышению иммунитета. Улучшается состав крови, нормализуется давление, стихают головные боли, ускоренно заживают переломы костей, ожоги, раны, а также поврождения, связанные с операциями, радиотерапией и опухолями, улучшается сон и самочувствие после операции и облучения, замедляется процесс старения. И многое другое. Для достижения хорошего результата взаимодействия двух энергетических объектов – пирамиды и человеческого тела, человек, находящийся в пирамиде, должен быть спокоен и расслаблен. Все проблемы рутинной жизни должны быть оставлены за порогом пирамиды. Только позитивный настрой и позитивные эмоции. К этому располагает специально подобранное музыкальное сопровождение. Сеансы пирамидотерапии в сочетании с получением корректирующей информации дают хорошие результаты оздоровительного характера.

Следующий этап комплексного сеанса по оздоровлению – это запись корректирующей программы на жесткий носитель (ИЖН). Жесткий носитель — это тонкая пластинка пищевого олова, может быть с вкраплениями меди и серебра. Корректирующая программа на носитель записывается в его жидкой фазе. Затем, после отвердения, жёсткий носитель (ИЖН) прикрепляется к телу на 1,5-3см. ниже середины правой ключицы (как правило) лейкопластырем. ИЖН носят 6 дней в неделю. Один день даётся организму на отдых. Информация с носителя считывается и передается организму с током жидкости (крови и лимфы). В соответствии с этой информацией в организме происходят оздоровительные изменения. В связи с тем, что корректирующая информация запрашивается самим организмом, то это исключает внесение в носитель ненужной (негативной) информации. При ношении ИЖН следует избегать жёстких электромагнитных излучений, которые могут повредить информацию в носителе.

Секция 7.
Механизмы воздействия
Информационных Гармонизаторов

Информационные гармонизаторы — это технические изделия, созданные на основе знаний о создании и устройстве материи. Используются в целях постоянной коррекции управляющей программы жизнедеятельности организма. Подсознание человека через магнитное поле получает доступ к информации, записанной в кристаллах блока гармонизатора, после чего включается процесс самоисцеления. Все материалы, применяемые при изготовлении Гармонизаторов, не имеют вредных излучений, стандартны и не вредны для человека. Базисной основой всех Информационных Гармонизаторов является Информационный Модуль или его другое название – Блок памяти (БП). Он представляет собой набор кристаллов, где в межатомных структурах кристаллической решетки этих минералов по специальной технологии записана информация по оздоровлению человека. Банк информационных программ может изготавливаться одно (1), четырёх (4), двадцати шести (26) и двухсот шестидесяти (260) блочным. В одноблочном «банке» имеется полная база всех программ по управлению жизнедеятельностью всех составных частей организма. Однако их поступление в организм человека происходит последовательно. Поэтому, например программа по растворению камней в жёлчном пузыре не может одновременно работать с программой по лечению гинекологической сферы. Этот недостаток устранён применением многоблочных информационных банков.

Информационные гармонизаторы подключаются к излучателю. Излучателем служит алюминиевая фольга или специальная ткань с вплетенными медными или серебряными нитями. Излучатель накладывается на открытые части тела: желудочно-кишечный тракт, голову, поясницу или другие места, где необходимо убрать боль, произвести корректировку и восстановление. Режимы воздействия и длительность их применения зависят от сложности нарушения программы жизнедеятельности. Время одноразового воздействия 60 минут. Для более сложных случаев возможно проведение 2-4 воздействий в течении суток или во время ночного сна. Приборами также можно воспользоваться для лечения посредством воды. Вода является эффективным переносчиком информации. В этом случае можно принимать душ, или делать ножные ванны. Принимая душ или ванну, Вы получите не только физическое очищение, но и снимете эмоциональную нагрузку. А самое главное то, что ваше подсознание включит механизм самооздоровления. Из информационного блока вода доставит в ваш организм необходимую для этого информацию. Подключение банка информации к водопроводной системе улучшает вкусовые качества воды, устраняет болезнетворные микроорганизмы, а в системе отопления устраняет процессы забивки её окалиной и окисным шламом.

Рассмотрим некоторые механизмы воздействия Гармонизатора на организм человека.

· Анальгетический (противоболевой) эффект

Многие заболевания сопровождаются болевым синдромом. Механизм ликвидации боли сложный. Одним из его элементов является выработка в организме человека специальных снимающих боль веществ. Применение прибора позволяет вырабатывать эти вещества, и рекомендуется при болях любого происхождения (травмы, воспалительные процессы и др.).

· Антивирусный и антибактериальный эффект

Процесс подавления вирусной и бактериальной инфекции основан на информационном блокировании программ размножения и развития вирусов и бактерий.

· Антионкологический эффект

Возникает как результат действия обще-восстанавливающей информационной программы, активно противодействующей возникновению и развитию онкологической программы (программы размножения атипичных клеток).

· Антистрессовый (общерегулирующий) эффект

Применение ИГ показано при симптомах астении, усталости, общей раздражительности, нарушении сна; при неправильном питании; потреблении экологически загрязненных продуктов, воды, воздуха; физическом, умственном или психическом переутомлении; действии интенсивных электромагнитных и других геофизических и геохимических полей (как природных, так и техногенных), радиационном излучении; конфликтных ситуациях в семье и социальном коллективе; при возникновении сложных жизненных коллизий; в период выздоровления от любых инфекционных и неинфекционных заболеваний; при избыточном употреблении алкоголя, лекарственных препаратов, токсических и наркотикоподобных веществ; после хирургических операций.

· Архитектурный-каркасный эффект

Эффект устранения нарушений физического смещения органов, тканей и систем относительно стандартных мест их расположения. Очень эффективен при одновременном проведении специального мануального массажа.

· Жаропонижающий эффект

ИГ эффективно используется для снижения высокой температуры тела при любых заболеваниях. При этом динамика снижения высокой температуры тела выгодно отличается от динамики при медикаментозном лечении, так как температура снижается плавно, и организм, особенно его сердечно-сосудистая система, успевает адаптироваться (приспособиться) к новым условиям. При медикаментозном снижении температура может упасть резко (критически).

· Иммуномодулирующий эффект

Применение ИГ показано при любом снижении защитных сил организма у часто и длительно болеющих детей, при затяжных бронхитах и пневмониях, длительных поносах, рецидивирующих и хронических глистно-паразитарных заболеваниях, трудно поддающихся лечению инфекциях репродуктивной (половой) системы и других.

· Косметический эффект

ИГ нормализует гормональный статус, улучшает гемодинамику и трофику кожи и ее дериватов, что позволяет осуществлять коррекцию проблемных мест и проводить профилактику старения кожи.

· Кровоостанавливающий и трофический (тканезаживляющий) эффекты

Этот эффект позволяет использовать ИГ в качестве скорой доврачебной и первой врачебной помощи при травмах и кровотечениях, если последние не требуют наложения жгута, а также для лечения свежих ран, долго не заживающих трофических язв мягких тканей любой природы, эрозий и язв желудка, двенадцатиперстной, тонкой и толстой кишки.

· Противоаллергический эффект

В результате работы ИГ в организме активизируется продукция специальных клеток и биохимических веществ, снижающих повышенную чувствительность организма больного к пищевым продуктам и другим аллергенам. Это позволяет успешно применять его при любых аллергических заболеваниях. Более развернутую информацию об аллергических заболеваниях рассмотрим ниже.

· Противовоспалительный эффект

В результате взаимодействия с Гармонизатором регуляторная система мобилизует защитные силы организма на борьбу с вирусами, бактериями и другими возбудителями, вызвавшими воспаление; резко увеличивается количество необходимых клеточных элементов крови, осуществляющих фагоцитоз (пожирание специальными клетками возбудителей инфекции); происходит "вымывание" из межклеточного пространства клеток токсинов, которые выделяются вирусами и бактериями. Одновременно стимулирующая информация приводит к активизации клеточного и гуморального иммунитета, чем достигается более быстрая ликвидация и удаление из организма причины воспаления. Благодаря такому воздействию ИГ успешно используется как при местных воспалительных процессах (фурункулы, карбункулы, нагноившиеся раны и другие), так и при различных инфекционных заболеваниях (острые респираторные инфекции, грипп, ангины, воспалительные заболевания бронхов, легких, сердца, мочеполовой системы, вирусные гепатиты и другие).

· Противоотечный эффект

Обеспечивается сосудистым эффектом действия ИГ, а именно: увеличением диаметра вен, усилением венозного оттока и лимфотока. Благодаря этому эффекту ИГ используется при отеках на конечностях, связанных с заболеваниями вен, сердечной патологией, нарушениями лимфообращения, болезнями мочевыделительной системы, укусами насекомых и др. Положительный результат может появиться через 5-10 минут от начала сеанса.

· При нарушении работы сосудистый системы

Чаще всего нарушение регуляции просвета сосудов проявляется их спазмом. Прибор восстанавливает регуляторную способность вегетативной нервной системы, что приводит к расширению спазмированных кровеносных сосудов: усиливаются артериальный приток, венозный отток и лимфообращение. Рекомендуется применение прибора при отеках (в том числе аллергических), ушибах, кровоизлияниях в мягкие ткани для их быстрой ликвидации, а также при таких серьезных заболеваниях, как инфаркт миокарда, нарушение мозгового кровообращения, при ишемической болезни сердца, атеросклерозе, гипертонической болезни, варикозном расширение вен, тромбофлебите, и др.

· Реанимационный эффект

ИГ с успехом используется при потере сознания, обмороке, шоке, остром нарушении мозгового кровообращения, приступе бронхиальной астмы, гипертоническом кризе, алкогольном и наркотическом отравлении и других неотложных состояниях в порядке доврачебной и первой врачебной помощи.

· Сосудистый эффект

Гармонизатор улучшает кровообращение в сосудистой системе, способствует открытию запасных кровеносных сосудов для участков тела или органов с недостаточным кровообращением. Стабильное расширение просвета сосудов способствует росту новых мелких кровеносных сосудов (коллатерали), что очень важно для участков тела и органов, где ранее произошла закупорка кровеносных сосудов или образовался рубец. Применение ИГ показано также при всех заболеваниях, первично не связанных с сосудистой системой, но при которых сосуды страдают вторично и это ухудшает течение основного заболевания.

· Эффект нормализации обмена веществ

Под влиянием работы ИГ происходит нормализация жирового, углеводного, белкового и минерального обмена веществ. Поэтому использование ИГ в виде моно- или комплексной терапии показано при заболеваниях, связанных с нарушением обмена веществ, например, при ожирении, атеросклерозе, подагре, заболеваниях суставов и других.

· Эффект нормализации гормонального статуса

При помощи ИГ удается достигнуть нормализации работы желез внутренней секреции. Поэтому гармонизатор показан для использования в эндокринологической практике, например, при заболеваниях щитовидной железы, сахарном диабете, и других гормональных дисфункциях.

· Эффект разрушения камней в желчных путях и почках

Работа ИГ приводит к восстановлению саморегуляторных процессов в организме, восстанавливается нормальный биохимический состав желчи и мочи, поэтому прибор с успехом применяют при желчно-каменной и мочекаменной болезнях.

· Эффект расслабления гладкой и скелетной мускулатуры

С помощью ИГ спазм снимается не только с мышц кровеносных сосудов, но и с мышц гладкомышечных органов (например, пищевод, желудок, желчный пузырь, кишечник, матка, мочеточники, мочевой пузырь и т.д.), а также со скелетных мышц. Поэтому ИГ с успехом используется при спазмах гладкомышечных органов, при заболеваниях скелетных мышц, нарушениях осанки, сколиозе, остеохондрозе.

Следует также обратить особое внимание на фобии, которыми страдает большой процент человечества. Это ярко выраженный навязчивый, панический страх, например, открытого или замкнутого пространства, высоты, безобидных животных или другого объекта, который у большинства людей чрезмерного страха не вызывает. Отдельное место среди фобических расстройств занимают социальные фобии, то есть страхи, связанные с общественной жизнью (боязнь выступлений, страх из-за невозможности совершить какое-либо действие при посторонних и т.д.). Фобия часто сочетается с депрессией. Существует несколько различных теорий, объясняющих возникновение фобий. Генетическая теория предполагает передачу фобии по наследству от родителей к детям. К причинам появления фобий также относят определенные стрессовые жизненные ситуации, такие, как утрата близких, тяжелая болезнь, развод и т.п. Любая фобия – это невроз, вернее его разновидность. А невроз – это штука сложная. Фобические состояния – одни из тех, которые не поддаются лечению методами традиционной медицины, когда откровенно надо "лечить не болезнь, а больного". Потому что если у человека (точнее, у его бессознательного) есть какая-то скрытая ПОТРЕБНОСТЬ в неврозе того или иного вида – то нередко его можно тем или иным методом избавить от одной фобии, но "вылечившись", он практически тут же приобретает фобию другую. Почему это происходит – разберем чуть ниже, когда будем говорить о том, "откуда вообще берутся" фобии в самом ярком и "настоящем" их проявлении – с дрожанием рук, приступами паники, холодным потом и прочими признаками. Другое название – навязчивые страхи. Между простым страхом и навязчивым есть существенная разница: при фобии человек, как правило, понимает, что его боязнь ничем не обусловлена и даже бессмысленна, но при этом не перестает бояться. Разновидностей фобий очень много. Но можно ли избавиться от фобии и как это сделать? Рассмотрев механизм фобий можно придти к выводу, что здесь происходит нарушение управляющей программы индивидуального сознания, которую необходимо восстановить воздействуя описанной выше методикой.

А теперь более детально рассмотрим что же такое Аллергия. Она, наряду с другими заболеваниями, занимает одно из первых мест в современном мире. Сразу же нужно сказать, что аллергия по большому счету — это не заболевание, а защитная иммунная реакция. Иммунокомпетентные клетки (главным образом, лимфоциты) внутриутробно «знакомятся» с антигенным строением собственных клеток и тканей, и уже в дальнейшем, в период жизни человека, ничего отличающегося в этом отношении (то есть вирусов, бактерий, химических и биологических веществ) в организм не допустят. Иной, неадекватный, иммунный ответ — это как раз и есть аллергическая реакция, которая клинически проявляется зудом, высыпаниями на коже, изменениями со стороны крови, насморком, удушьем и даже анафилактическим шоком. То есть, как и при первом варианте, когда сформировалась нужная для организма иммунная память об инфекции, при втором варианте также создается подобная память, и повторное попадание аллергена в организм вновь может вызвать неприятные (и даже фатальные) аллергические реакции. Аллергия — состояние, которое теоретически при современном уровне развития медицины неизлечимо. Причиной этого в первую очередь считают широкое применение антибиотиков и других лекарственных препаратов. Бурное развитие химической промышленности и связанное с этим появление большого количества синтетических материалов, красителей, стиральных порошков и других разнообразных производственных и бытовых веществ, многие из которых могут быть аллергенами, – также один из факторов распространения аллергических заболеваний. Для успешного лечения аллергии необходимо установить первопричину ее возникновения!!! Постоянное увеличение аллергических заболеваний в мире все в большей степени волнует людей. К сожалению, традиционная медицина считает аллергические заболевания неизлечимой патологией, то есть человек всю жизнь должен избегать контакта с аллергенами. Если он все же столкнулся с ними, то вынужден пить антигистаминные препараты, а, в далеко зашедших случаях, и гормональные препараты. Зачастую, контакта с аллергеном просто невозможно избежать. Человек не может не дышать пыльцой цветущих деревьев, кустов, трав, которая витает в воздухе. Люди, имеющие аллергию к домашней пыли, контактируют с ней круглый год. Часто аллергенами являются самые разнообразные полезные пищевые продукты (мед, клубника, цитрусовые...). А у аллергиков с большим стажем часто сами антиаллергические препараты начинают вызывать аллергию! Возникает вопрос: что же делать? Всю жизнь пить лекарства, которые далеко не безвредны для организма? На самом деле не все так безнадежно, определенный выход есть. Есть нетрадиционный взгляд на аллергическую патологию, есть новые подходы к диагностике и к лечению этой группы болезней. Конечно, когда человек был вынужден принимать гормональные препараты, полностью излечить его уже не удастся, но улучшить его состояние вполне. Мы рекомендуем применять энерго-информационное восстановление, в результате этого в организме активизируется продукция специальных клеток и биохимических веществ, снижающих повышенную чувствительность организма больного к пищевым продуктам и другим аллергенам.

И последнее, о чем мне бы хотелось поговорить в этом параграфе – это о холестерине. Доктор Константин Монастырский так охарактеризовал этот химический элемент, входящий в состав нашего организма: «Холестерин критичен для жизни: он является основным компонентом мембраны, которая окружает все живые клетки, и базовым компонентом для синтеза желчных кислот, стероидных гормонов и витамина D. Холестерин циркулирует в крови и синтезируется в печени и некоторых других органах». В последнее время вся официальная медицина бьет тревогу о возрастании сердечно-сосудистых заболеваний в мире. В этом обвиняется количественный рост холестерина в крови. Давайте рассмотрим этот вопрос более подробно. В организме человека содержится от 200 до 350 г эндогенного (внутреннего) холестерина, который синтезируется в печени независимо от состава пищи и не имеет абсолютно никакого отношения к холестерину в тарелке. Ограничение пищевых жиров и холестерина в рационе детей, подростков, активных взрослых и пожилых — одна из причин осложнений в развитии у детей, преждевременного старения и болезней у взрослых и ранней смертности от дегенеративных болезней у пожилых. Процесс значительно ускоряется, когда обезжиренная диета сочетается с лекарствами для понижения холестерина.

Холестерин является основой для синтеза половых гормонов (андрогена, тестостерона, эстрогена, прогестерона). Бесплодие, аменорея (отсутствие менструаций), импотенция, фригидность, ранний климакс, болезни мочеполовых органов — все это неизбежные последствия обезжиренной диеты и лекарств для понижения уровня холестерина. Холестерин — база для образования желчи, которая необходима для переваривания, усвоения и ассимиляции незаменимых жиров из питания. Недостаточность жиров и пищевого холестерина в диете — основная причина, во-первых, повышения уровня LDL (плохого) и понижения уровня HDL (хорошего) холестерина, во-вторых, желчекаменной болезни и удаления желчного пузыря по достаточно прозаичной причине — невостребованная желчь способствует образованию песка и камней из желчных солей. Холестерин в питании играет важную роль в поддержании нормального состояния слизистой кишечника.

Далее доктор Константин Монастырский в своей статье о важности холестерина отмечает, что в каждом грамме коры надпочечников содержится 100 мг холестерина. Зачем так много? «Корковое вещество надпочечников — жизненно важный орган. Вырабатываемые им стероидные гормоны, синтезирующиеся преимущественно из холестерина — кортикостероидные гормоны и в небольшом количестве половые гормоны, — участвуют в регуляции обмена веществ и энергии. Многообразное влияние кортикостероидов на все виды обмена веществ, сосудистый тонус, иммунитет и др. делает корковое вещество надпочечников важнейшим участком жизнеобеспечения организма в обычных условиях и в условиях адаптации к различным стрессам».

В каждом грамме головного мозга и нервных тканей содержится 20 мг холестерина. Холестерин необходим для нормальной деятельности серотониновых рецепторов в мозге. Дефицит серотонина связывают с депрессией, агрессивным поведением и тенденцией к самоубийству.

Витамин D синтезируется под влиянием солнечного света (UV-B) из холестерина. Витамин D (и, соответственно, холестерин) необходим для роста и развития плода и ребенка, регенерации и минерализации костных тканей, нормальной деятельности нервной системы, выработки инсулина, поддержания мышечного тонуса, регуляции минерального обмена, поддержания иммунитета, деятельности органов размножения.

«Содержание холестерина в плазме крови человека в норме меняется с возрастом. С 18-20 лет наступает постепенное, но неуклонное повышение концентрации холестерина в плазме крови, продолжающееся до 50 лет у мужчин и до 60-65 лет у женщин, и достигающее некоторой постоянной величины». «Типичный уровень холестерина колеблется от 210 мг/дл. (миллиграмм на децилитр) у 20-летних до 280 мг/дл. у 60-летних». «Наши данные подтверждают ранее полученные сведения о более высокой смертности среди пожилых людей с низким уровнем холестерина и демонстрируют, что постоянно низкий уровень холестерина фактически увеличивает риск смерти». Искоренение холестерина с целью предупреждения сердечно-сосудистых заболеваний это неправильное мнение некоторых специалистов от медицины. Чем старше здоровый человек, тем у него выше уровень холестерина. Это так же аксиоматично, как Земля — круглая.

Сегодня общий уровень холестерина определяется суммой трех компонентов: VLDL + LDL + HDL. Последний — HDL, или холестерин высокой плотности, считается «хорошим», иными словами, чем его больше, тем лучше для здоровья. Тут тоже нет ничего хитрого. Если LDL ("плохой") холестерин синтезируется в печени и отправляется в кровяное русло, чтобы выполнять свои функции, то HDL холестерин возвращается в печень, чтобы стать желчью. Чем больше «хорошего» холестерина, тем больше желчи. В современной медицине для изменения уровня холестерина наиболее широко применяются препараты относящиеся к классу статинов (statins), которые, в виде побочного действия, способствуют миопатии (myopathy) — болезни мышечной ткани, которая проявляется болями в мышцах и их слабостью. Теперь пришло время напомнить вам, что самая важная «мышечная ткань» в организме находится не в бицепсах и трицепсах, а... в вашем сердце. Именно в том самом сердце, ради спасения которого пациенты, собственно, и принимают эти самые статины. Таким образом, исходя из анализа, проведенного доктором Константином Монастырским, можно увидеть одну интересную истину, что ошибкой официальной медицины является игнорирование того факта, что организм является целостной системой. Пытаясь восстанавливать одну функцию организма, медицина тем самым нарушает целостность управляющей программы, в которую включены и возрастные изменения работы организма.

Секция 8
Устройство и принципиальная схема
Информационных Гармонизаторов.
Эксплуатация приборов

1. ИНФОРМАЦИОННЫЙ ГАРМОНИЗАТОР ИГ № 1
(Личный, для постоянного ношения)

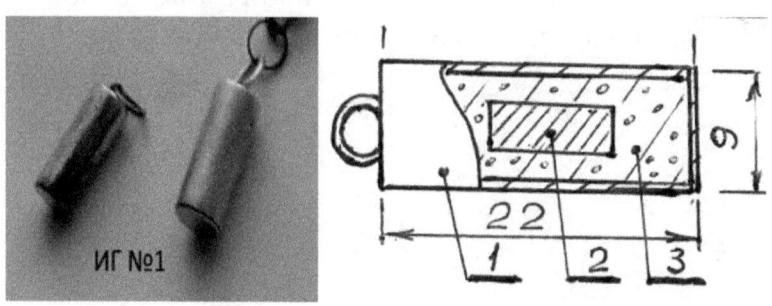

Этот прибор состоит из:

1). Корпус. Возможно изготовление из золота, серебра, мельхиора, меди, алюминия, латуни, бронзы или нержавеющей стали.

2). Постоянный магнит для создания стабильного магнитного поля для переноса информации.

3). Информационный блок (банк информации), который представляет набор кристаллов, в который входят: алмазы, сапфиры и горный хрусталь.

4). Изолятор (воск или подобные материалы).

Информационный гармонизатор предназначен для получения подсознанием человека необходимой информации в целях самосинхронизации управляющей программы жизнедеятельности организма, систем и органов. Подсознание индивидуума через магнитное поле получает доступ к информации, записанной в кристаллах блока гармонизатора, после чего включается процесс самоисцеления.

2. ИНФОРМАЦИОННЫЙ ГАРМОНИЗАТОР № 2 (ИГ-2)
(Одноблочный, переносной)

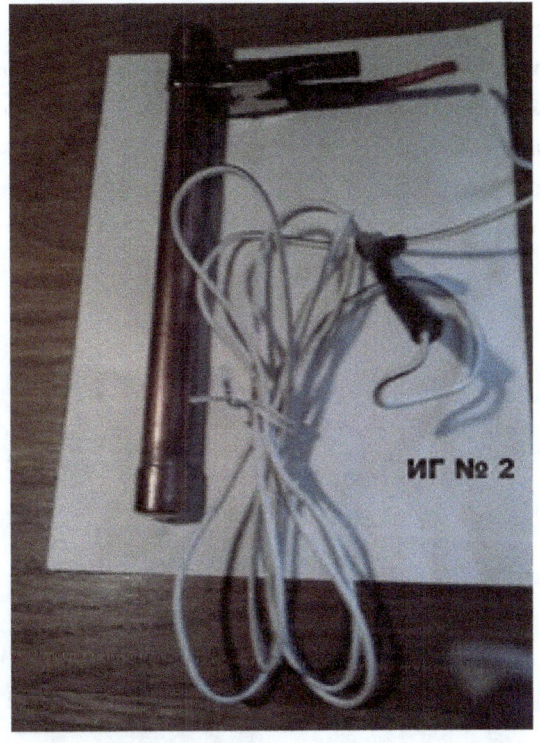

Принципиальная схема аналогична Информационному Гармонизатору №1 (ИГ-1)

Отличие во внешнем оформлении и размере постоянного магнита.

1). Корпус. Возможно изготовление из меди, алюминия, латуни, бронзы или нержавеющей стали.

2). Создатель стабильного поля для переноса информации – постоянный магнит.

3). Информационный блок (банк информации)

4). Изолятор: воск или сплав ПС

3. ИНФОРМАЦИОННЫЙГАРМОНИЗАТОР № 2У (ИГ-2У)

Информационный Гармонизатор № 2У, также одноблочный и предназначен для использования в домашних условиях как индивидуально, так и для всей семьи. Его устройство аналогично устройству «Информационного Гармонизатора № 1и № 2 ». Единственное отличие в источнике магнитного поля: в ИГ-2У вместо постоянного магнита используются батарейки (4 элемента типа АА).

Устройство и принципиальная схема.

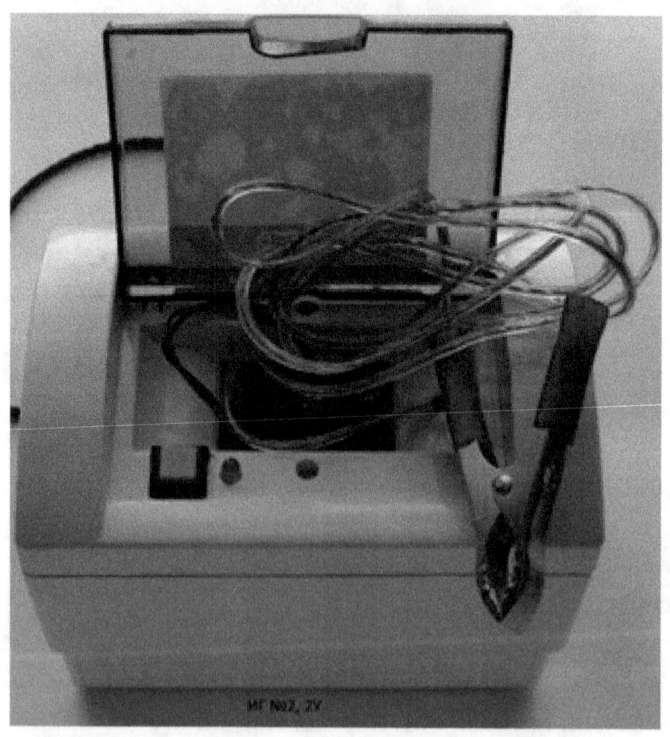

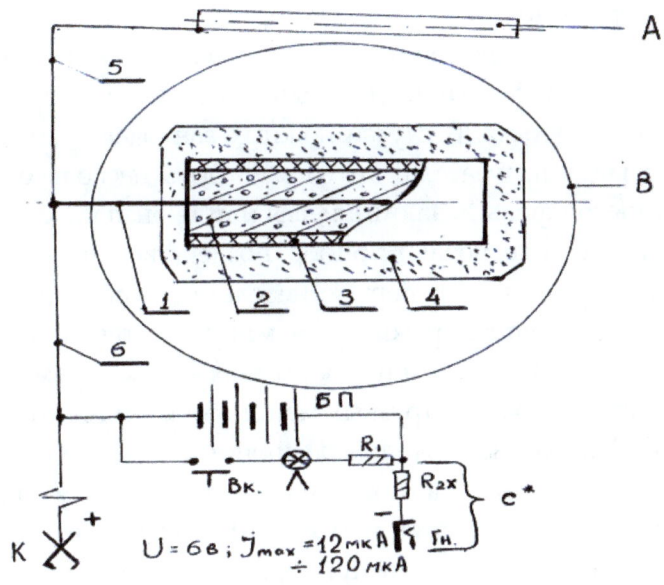

A. Блок стартовой программы оздоровления.

Материал для изготовления: – фольга алюминиевая λ=0,1мм, диск полиэтиленовый с ферромагнитным покрытием (MF-2HD). Диск с фольгой сворачивается в трубку Д=8-15мм.

В. Блок – информационный (банк информации).

1). Электрод медный

2). Зафиксированный в гипсе набор кристаллов:

3). Труба полипропиленовая

4). Изолятор – воск, парафин медицинский, сплав для покрытия сыров.

5). Кабель многожильный медный

6). Кабель многожильный медный для аудиосистем

БП – Блок питания, 4е элемента типа АА (4х1,5в).

Вк. – Включатель НО (нормально открытый).

Л – Индикатор светодиодный

R1, R2х – Сопротивление

К – Зажим типа «крокодил».

Гн- Гнездо под штекер «моно» Д=3,5мм.

Информационный гармонизатор ИГ-2 и ИГ-2У подключаются к излучателю (описание излучателя приведено выше) и через него работают по передаче программы для восстановлению здоровья. В случае ножных ванночек в емкость с водой кладут излучатель, это может быть несколько слоев алюминиевой фольги, алюминиевая или медная пластинка, и к излучателю подключают прибор. Воздействие должно быть также в течение часа. В первую неделю использования надо начинать со щадящего режима – 30 минут, постепенно доводя воздействие до 1 часа. Эти приборы также можно рекомендовать водителям большегрузных машин во время длительных поездок. Гармонизаторы подсоединяются к металлическим неокрашенным частям в кабине машины, тем самым создавая оздоровительную и благоприятную атмосферу для водителя. В дополнение к этому, эти приборы можно применять для оздоровления питьевой воды, принятия душа или ванны. Для этого они подсоединяются к неокрашенной металлической поверхности трубопровода или арматуры системы водоснабжения. Их можно устанавливать: на вводе – подсоединяя к ручке вентиля, на кухне – под мойкой или в ванной – под раковиной подключая к металлизированному шлангу.

Получаемый эффект оздоровления воды:

1). Подавление, присутствующей в воде, патогенной микрофлоры.

2). Устранение негативной информации приобретенной водой при её транспортировке к потребителю.

3). Очистка воды от информационного воздействия гербицидов, химических удобрений, информации тяжёлых металлов, посторонних запахов. Устранение наведённой и уменьшение воздействия постоянной радиации.

Мойка овощей, фруктов, мяса и др. пищевых продуктов этой водой приводит к вышеописанным результатам. Полученная чистая и здоровая вода — это гарантия здоровой жизни ВАС и ВАШИХ близких. Пейте вкусную и здоровую воду из вашей водопроводной сети.

4. ИНФОРМАЦИОННЫЙ ГАРМОНИЗАТОР № 6

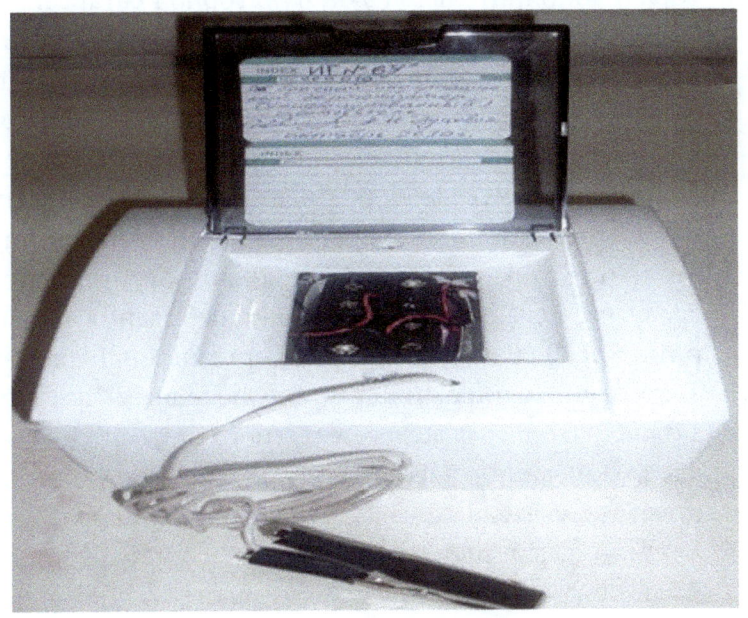

Устройство Информационного Гармонизатора ИГ №6 аналогично устройству Информационного Гармонизатора №2У. Отличаются они количеством Блоков памяти. В Гармонизаторе ИГ№6 используется 26 блоков вместо одного в ИГ№2У. В одноблочном «банке» также имеется полная база всех программ по управлению жизнедеятельностью организма. Однако их поступление в организм человека происходит последовательно, т.е. программы не могут работать одновременно. С увеличением блоков памяти расширяется возможность одновременной работы сразу нескольких программ. Поэтому ИГ №6 можно применять как индивидуально для местного воздействия, так и для более широких целей, а именно:

1). Комната релаксации. Время сеанса 40-60 минут. Устройство трубчатой конструкции из тонкостенных медных, алюминиевых, латунных труб по периметру помещения с подключением 26 блочного гармонизатора и дополнительной аккумуляторной батареей.

2). Пирамидотерапия. Прибор подключается к правильным геометрическим фигурам типа пирамиды. В пирамиде создается равномерное магнитное поле, которое служит переносчиком информации от прибора к человеку. Так как выбор корректирующей программы из информационного банка происходит индивидуально, то под пирамидой одновременно могут находиться сразу несколько человек. Время пребывания под пирамидой 30-60 минут. В случае серьезных нарушений в здоровье под пирамидой с подключенным прибором можно находиться во время ночного отдыха.

3). Использование в бассейнах. Гармонизатор подключается к излучателю. В качестве излучателя используется алюминиевый лист толщиной 1-2мм и габаритами 1м x 2м. Вода структурируется, очищается от патогенной микрофлоры и вирусов. Включается процес самооздоровления.

4). Индивидуальные трубчатые конструкции для кроватей. Возможность проведение процесса самовосстановления организма во время сна.

5). Подключение к физиотерапевтическим приборам в домашних условиях.

6). Возможно очень широкое применение. Особенно при вирусных эпидемиях, путём периодического их включения в зданиях общественного пользования или тубдиспансерах.

7). Спецконтуры, контейнеры и другие устройства для помещения в них образцов: металла, кремов, мазей, лекарственных средств, пищевых продуктов, комплексы микроэлементов и витаминов и многое другое.

Информационный Гармонизатор №1 и №2 не требуют замены элементов питания и довольно просты в эксплуатации. В Информационном Гармонизаторе №2У и №6 замена элементов питания производится через 1,5-2 года эксплуатации. Проверка работоспособности элементов питания в Гармонизаторе №2У осуществляется нажатием кнопки. При однократном нажатии кнопки должен загораться светодиод, если этого не происходит или он горит тусклым светом, то требуется замена элементов питания. В связи с тем, что в качестве информационно – полевого изолятора используется воск или медицинский парафин, запрещается устанавливать гармонизатор около нагревательных элементов с температурой более 50°C. Приборы подключаются к излучателю только через одну клемму + или –, это даёт возможность создания ЭМ поля, не создающего помех движению жидкости в теле человека, а также созданию ЭМ поля идентичного по мощностным параметрам полю самоиндуцируемому органами и системами. Срок использования приборов не ограничен.

Эти приборы успешно применяются в оздоровительных центрах США. Приборы изготавливаются под руководством доктора медицины Кузменок – Марголин, который известен в различных странах как выдающийся иммунолог и невролог. Приборы просты и эффективны в использовании и без побочных эффектов. Есть ограничения по использованию для людей с кардиостимулятором. Время оздоровления зависит от сложности нарушений и возраста индивидуума. Из практики замечено, что для большинства клиентов процесс самовосстановления занимает срок от 12 до 16 месяцев. В действительности процесс самовосстановления протекает намного сложнее. Не следует забывать, что материя обладает инерционностью, и мгновенная замена информационных программ не приведёт к мгновенному исцелению. А если ещё нарушена геометрия расположения органов и систем, то этот процесс может затянуться, поэтому важность геометрического расположения органов и систем в организме является также очень важным фактором.

Насколько важно правильное геометрическое расположение органов и систем в организме рассмотрим ниже на приведенных рисунках. Многочисленные симптомы, например язвы желудочно-кишечного тракта, воспалительные процессы в половой сфере, сахарный диабет, шизофрения и многое другое могут быть связаны с нарушениями их геометрического расположения в организме. Нарушение геометрии их расположения происходит постепенно, в течение многих лет и зависит от индивидуальных особенностей организма, влияющих на архитектурно – пространственное построение тела из органов и систем. Любое смещение органов и систем закрепляется мышечной и соединительной тканью. В этом случае для восстановления здоровья необходимо комплексное воздействие: использование информационного и механического воздействия с привлечением опытного мануалиста для перемещения органов в правильное положение.

На этих рисунках схематически показан процесс изменения геометрии полевого архитектурного каркаса тела человека, а соответственно и его воздействие на изменение расположения органов и систем. На рис.1 показано стандартное архитектурно-каркасное строение тела человека, в котором все полевые структуры совпадают. На рис.2 показан пример нарушения геометрии полевого архитектурного каркаса, что приводит к нарушению поступления в органы программ управляющих жизнедеятельностью организма. Любое нарушение программ геометрии расположения органов и систем, программ работы органов, клеток и систем сопровождается физическим закреплением этого нарушения в организме. Это вирусные, бактериальные, грибковые и др. поражения, это отказ в работе органов и систем, это изменение геометрии органа или системы и изменение его местоположения в организме, это старение организма.

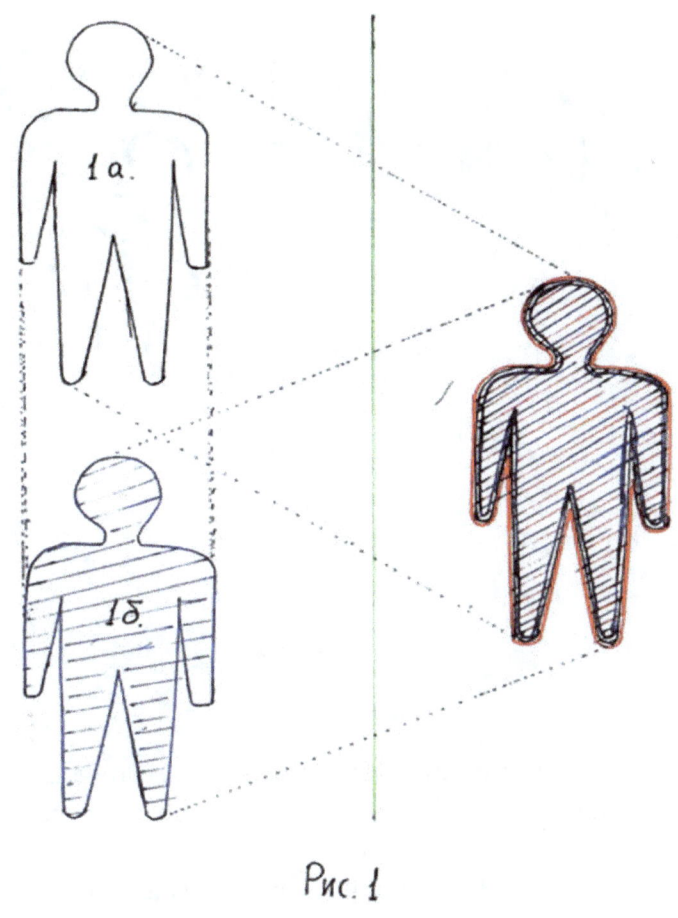

Рис. 1

1а – полевая структура, индуцируемая из «0» пространства для геометрического построения клеточного тела.

1б- полевая структура самоиндуцируемая клетками, тканями, органами и всем объемом физического тела. В ней работает поступающая программа жизнедеятельности.

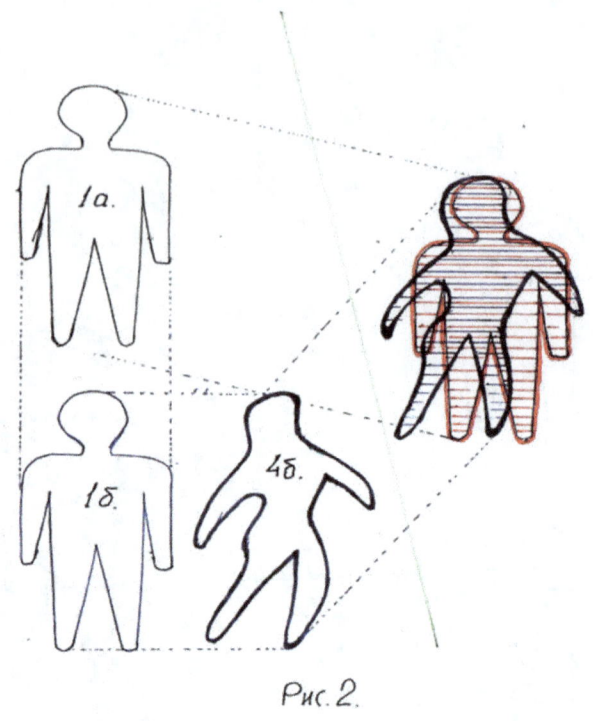

Рис. 2.

1а – информационная программа геометрического построения тела, совмещённая с программой по управлению работой клеток, тканей, органов и систем.

1б – стандартная биполярная программа сознания человека.

4б – это комплексная программа сознания человека. Она вносит коррективы в программу работы органов, систем, тканей и клеток тела. Она является практически основным источником всех нарушений физиологического состояния организма.

1б, 4б – полевая структура с программой жизнедеятельности, индуцируется из «0» пространства через информационную систему индивидуального сознания человека. Здесь, в 0-пространстве, алгоритм программы индивидуального сознания вносит свои коррективы в программу жизнедеятельности биологического тела.

В основе восстановительных эффектов информационной коррекции лежит физиологическая оздоровительная ответная реакция организма, что приводит к максимально возможной гармонизации деятельности внутренних органов и систем. Применение информационной коррекции, запускает целый комплекс восстановительных эффектов, которые достигаются без побочных действий и осложнений. А поэтому, спектр оздоровительных показаний очень широк. Технологические особенности устройств «Информационные гармонизаторы» и специально разработанная упрощенная методика оздоровления позволяют эффективно применять ИГ в быту людьми любого возраста при минимальных противопоказаниях и полном отсутствии вредных побочных реакций. Информационное воздействие, в период ремиссии хронического заболевания или патологического процесса, может вызвать обострение. Если обострение произошло, не следует волноваться и прекращать информационное воздействие, «болезнь выходит наружу», необходимо продолжить работу до его снятия или существенного уменьшения.

Предлагаемая технология восстановления целостности работы организма не требует больших денежных и временных затрат. Исключает приём большинства лекарственных препаратов и БАДов. Правда, в отношении исправления геометрии расположения органов и тканей, исцеление происходит относительно медленно и требуется помощь опытного мануалиста, который поможет ускорить эти процессы.

Здесь мы не можем не отметить, что вот в этой сложнейшей, взаимосвязанной системе симбиоза форм материи, их геометрического расположения в организме, информационных программ жизнедеятельности медицина начинает лечить какой-то орган (симптом), не понимая того, что заболевание этого органа есть следствие нарушения целостности управляющей программы. Поэтому мы уверенны, что для исцеления физического тела, прежде требуется привести в норму информационную программу, управляющую работой организма и в зависимости от причины возникновения этого нарушения зависят технологии помощи организму в процессе самовосстановления.

Секция 9.
Техники работы с программой сознания

В этой главе мы хотим обратить ваше внимание на то, что для оздоровления организма очень важную роль играет наше сознание и наши мысли. Когда мы сосредоточиваемся на мысли, мысль становится реальностью, потому что наш организм трансформирует мысль в действие. Поэтому негативные мысли и ощущения тормозят или блокируют (сознательно или бессознательно) эти процессы, и если вы желаете запустить целительные процессы своего организма, то вы должны их просто убрать из вашего сознания. Под влиянием слова или фразы возникает стрессорная реакция, вовлекающая все системы организма – от мозга до каждой клетки тела. Например, слово, связанное с отрицательной психической эмоцией, через орган слуха воспринимается корой головного мозга, затем информация о нем в виде сигналов поступает в нижележащие его отделы -- лимбическую систему и гипоталамус. Активность гипоталамуса влияет на обмен веществ в организме. Таким образом, последовательно вовлекаются в процесс, начатый словом, как эндокринная система, так и ткани тела, нарушаются показатели внутренней среды, нарушается ее постоянство, что в свою очередь, уже может приводить к возникновению болезней. Вот пример истинного единства «духа и тела».

Для инициации программы оздоровления следует сделать несколько достаточно простых шагов. Необходимо нейтрализовать негативную работу ума, ощущения вины, раздражения, гнева. Для этого надо пользоваться словами, несущими положительный заряд, позитивно мыслить, сделать свою личность любящей и прощающей. Следующий шаг – необходимо мысленно исследовать болезнь, которая вас тревожит. Для этого можно использовать мысленный экран, чтобы увидеть и почувствовать болезнь, чтобы сфокусировать целительные энергии там, где необходимо. Затем необходимо быстро стереть образ вашей болезни и почувствовать себя абсолютно исцеленным. Вообразите свободу и счастье, которые дает только крепкое здоровье. Задержите этот образ, прочувствуйте его, наслаждайтесь им, думайте, что заслужили его, поймите, что только в этом состоянии вы соответствуете требованиям, которые к вам предъявляет природа. Секрет заключается в феноменальной силе человеческого подсознания. Подсознание человека намного сильнее человеческого разума. Подсознание способно решать проблемы, изыскивать необходимые ресурсы, создавать новые возможности, моделировать благоприятное для человека будущее и многое-многое другое! В дополнение к мыслительной работе с сознанием возможно в качестве усилителя, применять Гармонизатор.

Особую сложность представляет собой восстановление здоровья при наличии наследственных или других не менее опасных заболеваний. Обратимся например к вопросу онкологических заболеваний. Онкологические заболевания, это тема, которая интересует всё человечество. Согласно статистике ВОЗ из общего числа людей получивших такой диагноз 30 – 35% якобы оздоравливаются и продолжают жить. Остальным не помогает ни химиотерапия, ни оперативное вмешательство, ни облучение. В чём – же причина? А причина в том, что онкология – это отрицательная программа внесённая и переданная в поколениях, что и приводит к разнообразным грубейшим нарушениям программы управляющей жизнедеятельностью организма. Для того чтобы организм самостоятельно устранил онкологию (злокачественную опухоль) необходимо нейтрализовать процесс передачи отрицательной программы индивидууму. Нейтрализация подобных программ проводится в мире информации. Для помощи организму в полном устранении нарушений вызванных онко-программой требуется длительное время восстановления, используя предлагаемую методику не менее 2х лет и более. Организм сам проводит процесс апоптоза атипичных клеток, разбирает опухли и метастазы. Онко – программа – это программа войны в организме между двумя типами клеток. Нейтрализация этих программ приводит к прекращению «военных действий» и к приведению количества атипичных клеток к норме. В течение всего времени лечения происходит перестройка биохимической работы организма. В период разборки «молекулярных каркасов» опухолей и метастаз, а это будет происходить в течение нескольких лет, происходит нарушение нервных окончаний, а поэтому возможны болевые симптомы. В этот период будет меняться биохимический состав крови и, особенно в период прохождения апоптоза. Возможна потеря веса (похудение), организм, избавившись от растущих опухолей, уменьшит чувство голода, а разобранные клетки переработает, что в результате даст стойкое нежелание употребления пищи. В большинстве случаев при активном процессе апоптоза происходит повышение температуры тела до 37,8 градуса. При очень значительных, в объеме опухолях и значительных поражениях тканей и органов метастазами возможно одновременно оперативное и химиотерапевтическое воздействие. Но полное оздоровление организма возможно только после нейтрализации программных нарушений и повторное « рождение» индивида с новой управляющей программой. Это также относится к оздоровлению от сахарного диабета и многих вирусных заболеваний.

Секция 10.
Отзывы клиентов Центра

Milena, физиотерапевт, США

Для восстановления своего здоровья я регулярно в течение 3 месяцев использовала прибор Информационный Гармонизатор №2 (трубку). Это помогло мне избавиться от многих проблем со здоровьем. Мой холестерин и уровень сахара в крови были нормализованы и это позволило мне прекратить принимать таблетки. Моя пятилетняя дочь имела обыкновение часто простужаться. Она обычно болела 24 недели из 52 годовых. Теперь она, как и я, использует прибор-трубку ежедневно и даже спит с ней. После того, как мы начали использовать прибор, она перестала так сильно и так часто болеть. Я работаю в клинике с пожилыми пациентами. Мой 93-летний пациент страдает острым артритом, особенно он испытывает сильные боли в коленях. Я порекомендовала ему использовать трубку. Он использовал прибор два раза в день по 30 минут утром и вечером, прикладывая его к коленям. После третьего раза он почувствовал существенную помощь. После 2 недель ушла вся боль и он смог передвигаться. Сначала 10-15 минут, а после 6 недель в течение 30 минут ежедневно. Он сообщил о существенном улучшении его настроения. Его депрессия ушла, он чувствовал себя счастливым и энергичным. У всех, кто пользуется приборами Гармонизаторами, наблюдается улучшение здоровья, настроения и это отражается на их внешности. Они начинают выглядеть моложе. Я продолжаю пользоваться этим уникальным прибором и советую всем моим знакомым, кто беспокоится и дорожит своим здоровьем, последовать моему примеру и примеру моих пациентов.

Светлана, парикмахер, Хьюстон, США

Я являюсь клиентом фирмы T&L Health Management Center уже более года, как только познакомилась с методами оздоровления организма с помощью использования информационных Гармонизаторов (банков информации). Мне эта идея очень понравилась, так как я знаю, что со временем наши органы от стрессов приходят в разбалансировку, т.е. работают не в той вибрации, опускаются, засоряются, отчего и возникают наши болезни. Еще тибетские знахари в древности открыли законы перемещения энергии в человеческом теле, которые зависят от сбалансированности работы всех органов в синхронности. А избыток или недостаток энергии в различных каналах вызывает болезни и хроническую усталость. За время пользования информационными Гармонизаторами я ощутила себя намного более здоровым человеком в свои 60 лет, а ведь еще год назад у меня была анемия, так как за последние несколько лет я перенесла много серьезных операций по лечению зубов и восстановлению имплантов с применением общего наркоза (семь операций). Сейчас анемия позади, улучшился сон, прошли головные боли, которые возникали из-за моего гайморита, я ставила лечебные пластинки в область переносицы и все прошло, кроме того стало острее зрение. Ножные ванны с использованием гармонизатора типа-2У излечили больные ноги. Кроме того наложение фольги с присоединением гармонизатора моментально снимает боль в любой части тела. Это я проверила на себе неоднократно. Поэтому я очень благодарна оздоровительному центру в лице Татьяны, что она приобщила меня заняться восстановлением своего здоровья.

Люба, учитель, Хьюстон, США

В прошлом году со мной случилась беда. У меня обнаружили рак прямой кишки. Мне был назначен полный курс химио-и радиотерапии. Через знакомых я узнала об этом центре альтернативного лечения. Я пришла на прием. Мне здесь провели сканирование на компьютере и подтвердили диагноз. Мне предложили совместно с предложенным официальным лечением проходить курс под лечебной пирамидой, а дома для продолжения лечения применять гармонизатор. Это дало мне возможность пройти тяжелый курс химио- и радиотерапии относительно легко и с минимальными осложнениями. Я продолжаю поддерживать свое здоровье, используя методику этого центра.

Лидия, банковский работник, Хьюстон, США

Я также посещаю этот центр со дня его открытия. У меня были большие проблемы с кожей лица. В течение многих лет я обращалась к врачам и проводила курсы лечения, но все было безуспешно. Здесь в центре в процессе компьютерного сканирования определилось, что у меня проблемы с желудочно-кишечным трактом, а отсюда и эти проблемы с лицом. Была предложена процедура под пирамидой и пластиночки на тело, которые были изготовлены индивидуально для моего организма. Кроме того я приобрела оба прибора, ИГ-1 и ИГ-2У. ИГ-1 -кулончик постоянно при мне. Как-то у меня заболела голова и мне посоветовали подержать кулончик во рту, голова прошла. В следующий раз у меня была опять какая-то проблема, я положила кулончик за щеку и так и заснула, держа его во рту, благо он на цепочке и я не могла его проглотить нечаянно. Утром я воскликнула от удивления, зубы мои стали белюсенькие как будто только-что от дантиста после гигиенической чистки. Второй прибор я подключила к душевому крану и каждый день принимаю душ. Это тоже очень благоприятно воздействует на мой организм. Как-то моя дочка пришла из школы, у нее была повышенная температура, было понятно, что она заболела. Я сделала ей ванну с прибором и через какое-то время, она почувствовала себя гораздо лучше, температура прошла и на следующий день она здоровенькая пошла в школу. Я очень рада, что узнала об этом центре. Я желаю, чтобы как можно больше людей узнали и поверили насколько эффективно помогает этот метод в приобретении хорошего здоровья и самое главное без таблеток и других медикаментозных средств, отравляющих наш организм.

Соломонов А.Д., профессор, доктор медицинских наук. Россия

Я, совместно с Луцевич А.Н., в течение 6 лет работаю над научным объяснением метода самовосстановления здоровья и пришёл к выводу, что в основе этого метода лежит самокоррекция программ управляющих жизнедеятельностью организма, его систем, органов и клеток. Применение этих технологий даёт хорошие результаты. Что я подтверждаю не только на основе наблюдения за изменением состояния многих больных, но и опираясь на свой личный опыт. В течение 30 лет я страдал аллергией на пыльцу амброзии. Обычно с конца августа и до ноября месяца у меня наблюдались выраженные симптомы аллергии и с годами состояние ухудшалось, вплоть до бронхиолоспазмов. С декабря 2010 года я применял необходимые технологии и в 2011году у меня не наблюдалось выраженных симптомов, без приёма лекарственных препаратов. Нахожусь под наблюдением главного аллерголога края профессора, доктора медицинских наук Ухановой О.П. Полагаю, что в 2012 году я полностью избавлюсь от аллергии.

Романенко В. М., инженер, Россия

В центр я обратился с диагнозом сахарный диабет, диабетическая стопа, передвигался только с посторонней помощью, были удалены по одному пальцу с обеих ног и планировалось дальнейшее оперативное вмешательство. Ежедневная потребность в инсулине до 70 единиц. Использование технологии в течение 12 месяцев привело к тому, что приём инсулина уменьшился до 30 единиц, раны зажили, диагноз диабетическая стопа был снят. Сейчас я нормально хожу и веду активный образ жизни, самостоятельно продолжаю работать с ИГ № 1,2у.

Коноплянкин А. А. кандидат мед. Наук, Россия

В центр обратился с диагнозом – аденома предстательной железы с мочевыводящей трубкой и почечной недостаточностью. Через 6 месяцев аденома предстательной железы исчезла, восстановилась работа почек и мочеиспускание, мочевыводящая трубка отторглась. Продолжаю посещать центр и дома самостоятельно работать с приборами по самооздоровления.

Пономарёва Г. А., домохозяйка, Россия

В центр я обратилась с миомой матки размером 6,5см. Через 6 месяцев опухоль уменьшилась до 0,5см., продолжаю посещать центр и использовать гармонизаторы в домашних условиях.

Элисо, профессор, доктор наук, онколог, Хьюстон, США

Меня, как специалиста, работающего в онкологии, заинтересовал вопрос применения методики информационного восстановления и Гармонизаторов в онкологии. Я так понимаю, что если предлагаемая методика и гармонизаторы оказывают воздействие на иммунную и нейрорегуляторную системы, то возможность их применения в онкологии очень высока, особенно после проведенного химио- и радио терапевтического лечения. К сожалению мой визит в центр не был продолжительным, так как у меня возникла необходимость уехать из Хьюстона, но я обязательно ознакомлюсь детально с этой методикой. Я так думаю, что это технология будущего.

Адиля, врач физиотерапевт, к.м.н., Хьюстон, США

Недавно я познакомилась с очень интересным методом восстановительной медицины. Методика была презентована в центре T&L Health Management Center Татьяной Мартин. Разработан метод Ставропольским профессором и имеет под собой четкую научную базу. Презентация дает очень ясное представление о техническом обеспечении методики, применении ее в различных аспектах восстановления человеческого организма. Я имею опыт работы как врач физиотерапевт в течении 10 лет и меня данный метод очень заинтересовал. Разработка интересна своим регулирующим воздействием на весь организм, сбалансированным влиянием на все органы и системы без повреждающего вмешательства из вне, воздействия препаратов или оперативных вмешательств. Очень важен момент диагностики проблемных зон и последующий мониторинг их до и после воздействия, проводимого с помощью указанной методики, а также обеспечение индивидуального подхода к клиенту. Метод, основанный на биофизическом воздействии природных факторов на регуляторные механизмы человеческого организма, а именно на иммунную и нейрорегуляторную системы, позволяет добиться желаемых результатов за счет собственных ресурсов организма. Все манипуляции проводятся без стрессового воздействия и благоприятно влияют на весь организм в целом. Что позволяет бороться с такими проблемами сегодняшнего человека, как хроническая усталость, общий упадок сил, а так же многими другими".

Татьяна, руководитель центра, Хьюстон, США

Да, все, что здесь сказано, это правда. Всю эту методику я сначала проверила на себе и могу с полной ответственностью сказать, что это все работает. Под пирамидой я получаю такой заряд энергии, что после сеанса в душе поют птицы и расцветают розы. Эта полученная информация (энергия) записывается на жесткий носитель и носится на теле. Заметьте, что эта информация индивидуальна (это очень важно), которая подходит только вашему организму. Уже в течение многих лет у меня ежегодно возникали сильнейшие боли в области грудины и дальше ниже по всему организму. Обычно это длилось в течение месяца-полтора, а затем все проходило, и опять через год все повторялось. Обойтись без обезболивающих таблеток было невозможно. Этими таблетками я испортила желудок. Медицина только разводила руками, а вот метод Луцевича мне помог. Я уже не говорю о коленях, улучшении зрения, лечения воспалительных процессов и зубной боли, без посещения дантиста. С того момента, как я начала применять эту методику восстановления, я забыла как открываются двери в офис доктора. Хочу добавить несколько слов о приборах, которые изготавливаются в центре Луцевича. Они уникальны, очень просты в использовании и им нет аналогов. Я тоже постоянно ношу кулончик, это моя таблетка от всех болезней. Благодаря прибору ИГ-2У я пью хорошую, здоровую воду и принимаю оздоровительные душ и ванны; я оздоравливаю кожу лица и успокаиваю уставшие глаза после длительной работы на компьютере, принимаю ножные ванны и так далее. Причем, если кулончик-это индивидуальный прибор, то ИГ-2У можно использовать для всей семьи. В заключение хочется сказать: люди откройте глаза, увидьте, что есть что-то другое кроме таблеток и операций, дайте возможность своему организму самому исцеляться и не мешайте этому процессу.

Секция 11.
Заключение

В заключение следует отметить, что данная методика служит не для излечения какой-нибудь конкретной болезни в том смысле, который понимается в традиционной медицине и традиционном мышлении. Она просто помогает организму восстанавливать управляющие программы. А так как эти программы есть Энерго-информационные программы, то и восстановление (излечение), и методы воздействия тоже будут на энерго-информационном уровне. Происходит естественный процесс регуляции работы организма, а значит нет побочных эффектов, вызываемых применением химических препаратов. Не имеет значение, чем в данном случае болен ваш организм ибо любая болезнь – это просто нарушение регулирующей программы. Поэтому мы говорим, что этот метод универсальный и применим для людей любого возраста включая детей. Наш центр находится в Техасе, город Хьюстон, США. Мы проводим консультации по всем вопросам изложенным в этой брошюре и у нас вы можете также приобрести или заказать специальное оборудование, которое поможет ускорить процесс вашего выздоровления. Мы думаем, что здоровье этого стоит и будем рады помочь вам избежать больших неприятностей в будущем. Живите в Гармонии с Пространством.

У нас есть интернет страничка:

www.houstonhealthrestorationcenter.com

Закончить эту брошюру хочется словами основателя этой уникальной методики, Анатолия Николаевича Луцевича: "Помните болезней нет, а есть нарушения целостности управляющей программы жизнедеятельности организма воздействием на него любой негативной информации. Однако любая негативная информация, вызывающая эти нарушения может быть убрана из организма. Поэтому для исцеления физического тела требуется лишь привести в норму эту управляющую программу."

Секция 12
Примечание А: Меридианы

А1. Меридиан желудка

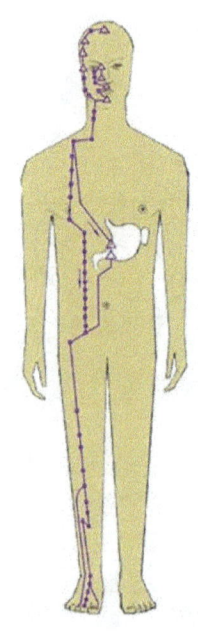

Меридиан желудка начинается ниже центра правого глаза, идет вниз по центру горла, через грудь, соски, живот и пах, где он проходит по и вниз по внешней стороне центра ноги, по подъему, заканчиваясь у основания второго пальца ноги. Меридиан желудка участвует в работе желудка, пищевода и двенадцатиперстной кишки, а также в работе репродуктивного, лактационного, яичникового и аппетитного механизмов. Он также участвует в менструальном цикле.

Дисбаланс в противоположность балансу является ключевым пониманием дисгармонии в этом меридиане. Все, что связано с приемом пищи и процессом ее переваривания, телесными циклами, такими как сон, дыхание, мыслительный процесс, гармония тела и координация, может быть признаком дисгармонии меридианов желудка и селезенки.

Желудок получает питание и передает пищевую энергию в селезенку для распределения. Вялость, слабость, истощение и проблемы с пищеварением связаны с дисбалансом в этой системе. Язвы, анорексия, несварение желудка, ожирение, рвота, отек живота, нервозность, капризность, потеря равновесия и чувство одиночества — все это признаки дисбаланса.

A2 Меридиан желчного пузыря

Меридиан желчного пузыря начинается от внешнего угла глаза и простирается к внешней стороне 4-го пальца ноги. Внутренние ветви соединяются с желудочным каналом (на челюсти) и каналом тонкого кишечника, а также соединяют органы печени и желчного пузыря.

Меридиан желчного пузыря играет важную роль в распределении питательных веществ по всему телу и поддержании общего энергетического баланса. Это достигается путем использования гормонов и секреции, таких как желчь, слюна, желудочная кислота, инсулин и кишечных гормонов.

Желчный пузырь влияет на качество и продолжительность сна. Если желчный пузырь работает неправильно, человек часто просыпается в течение ночи и не может снова заснуть.

Симптомы дисбаланса меридиана желчного пузыря:

1. Головная боль (особенно мигрень), паралич лицевого нерва, невралгию тройничного нерва, спазм лица, скованность шеи, ипохондрическую боль, ишиас, гемиплегию и артрит.

2. Расстройства желчного пузыря и печени, включая горький привкус во рту, рвоту, камни в желчном пузыре, холецистит и гепатит.

3. Нечеткость зрения, попеременный ознобо и лихорадка, чувство полноты в груди, депрессия или беспокойство, тошнота или рвота, и плохой аппетит.

4. Проблемы с ушами, такие как шум в ушах, глухота, боль и зуд в ушах.

5. Заболевания глаз, включая конъюнктивит, атрофию зрительного нерва, глаукому и близорукость.

6. Психические проблемы, включая истерию и неврозы.

АЗ Меридиан легких

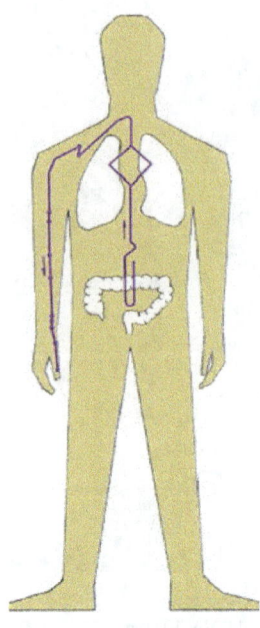

Меридиан легких начинается в средней части полости тела, затем спускается до толстой кишки и вновь поднимается. Огибает входной отдел желудка, проходит сквозь диафрагму и входит в легкие, которые им в основном и управляются. Далее через трахею выходит наружу у верхнего края второго ребра, направляется к подмышечной впадине, проходит по внутренней поверхности плеча, двуглавой мышцы, по предплечью, следует по возвышению большого пальца и заканчивается у основания ногтевого ложа.

Меридиан легких отвечает за поглощение энергии из воздуха для поддержания функций организма и повышения его устойчивости к внешним воздействиям. Кроме того, он учавствует в выведении углекислого газа из организма в процессе выдоха. Функция легких — дыхание. Они вместе с почками учавствуют в регулировании водного обмена, играют важную роль в иммунной системе и защите организма от вирусов и бактерий. Легкие контролируют потовые железы и волосы на теле, а также снабжают кожу влагой.

Меридиан легких отвечает за эмоции, такие как горе или грусть.

Симптомы дисбаланса меридиана легких:

1. Одышка и поверхностное дыхание, потливость, усталость, кашель, частые простуды и грипп, аллергии, астма и другие заболевания легких.
2. Сухая кожа.
3. Депрессия и слезливость.

Меридиан мочевого пузыря начинается у внутреннего угла глаза и оканчивается у основания ногтя пятого пальца с наружной стороны. Одна из его основных функций — содействие выведению мочи.

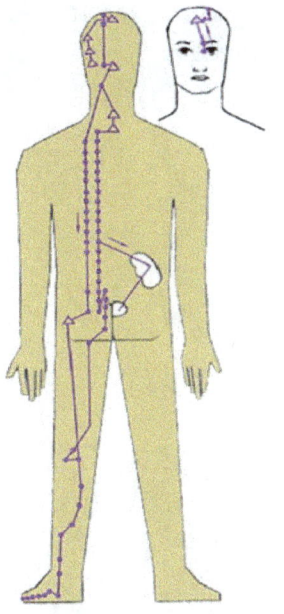

Меридиан мочевого пузыря тесно связан со средним мозгом, с системой почек и гипофизом. Кроме того, он связан с автономной нервной системой, которая воздействует на работу репродуктивных и мочевыделительных органов.

Дисбаланс меридиана почек / мочевого пузыря может проявляться в виде отеков, вздутия живота, острых болей или затрудненного мочеиспускания. Если кровоток через почки нарушен, это может привести к высокому кровяному давлению или гипертонии. Почки играют решающую роль в обеспечении правильной работы желудка, поддерживая баланс жидкости.

Мочевой пузырь отвечает за выведение отходов жидкости из организма. Дисбаланс, связанный с этой системой, может проявляться в виде депрессии, неспособности справляться со страхами. Такие симптомы, как сонливость, раздражительность, беспокойство, тяга к соленому, вертиго, головокружение, потеря равновесия, сухость во рту или чрезмерное слюнотечение, могут указывать на дисбаланс в системе почек/мочевого пузыря.

Страх является эмоцией, которая может вызывать различные фобии. Такие фобии могут включать страх высоты, воды, людей, незнакомых впечатлений, сексуальности, замкнутых пространств, темноты или смерти.

Кости поддерживаются в здоровом состоянии за счет энергии, вырабатываемой почками и мочевым пузырем. Сухие, ломкие и секущиеся волосы, а также облысение как у мужчин, так и у женщин могут быть также связаны с дисбалансом.

А5 Меридиан перикарда

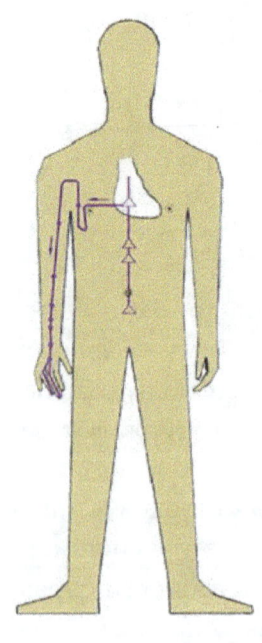

Меридиан перикарда начинается от перикарда и в точке лао-гун на ладони расходится на две ветви. Одна из них на конце третьего, другая — на конце четвертого пальцев.

Меридиан перикарда действует как дополнительная функция сердца, связанная с кровеносной системой, которая включает сердечную сумку, сердечные артерии и систему артерий и вен.

Перикард играет решающую роль в регулировании кровообращения в основных кровеносных сосудах, входящих и выходящих из сердца. Он имеет важное эмоциональное значение, связывая физические и эмоциональные аспекты сексуальной активности. В частности, энергия перикарда смягчает первичную сексуальную энергию, исходящую из почек, с всеобъемлющей любовью, исходящей из сердца, способствуя чувствам привязанности и страсти.

А6 Меридиан печени

Меридиан печени, связанный также с желудком, желчным пузырем, *легкими* и головным мозгом. Он берет начало у бокового края основания ногтя большого пальца стопы, после чего проникает в печень и в желчный пузырь. В нижней части грудной клетки от канала отходит вторая ветвь, которая продвигается вдоль трахеи и гортани к мягкому нёбу, а затем к макушке. В области печени начинается еще одна ветвь меридиана; она поднимается через диафрагму к легким и соединяется с каналом этого органа. Проходит по второй (средней) линии передней поверхности ноги, по тылу стопы и заканчивается у наружной поверхности большого пальца.

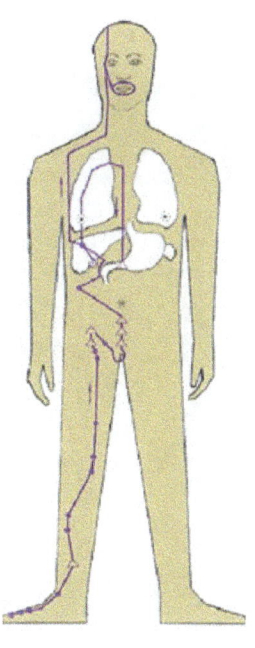

Меридиан печени связан также с желудком, желчным пузырем, *легкими и головным мозгом.* Меридиан печени играет важную роль в хранении питательных веществ и энергии для физических нагрузок. Кроме того, он способствует защите организма от болезней и выполняет такие важные функции, как поставка, анализ и детоксикация крови для поддержания уровня физической энергии.

Печень участвует в плавной циркуляции энергии и крови по всему телу. Он регулирует секрецию желчи, очищает кровь и связан с сухожилиями, ногтями и глазами. Симптомы дисбаланса печени включают:

1. Набухание груди, менструальные боли, головная боль, раздражительность, неуместный гнев, головокружение, сухость, покраснение глаз и другие заболевания глаз, тендинит.

2. Эмоции, такие как – гнев, обида, разочарование, раздражительность, горечь, ярость, вспыльчивость.

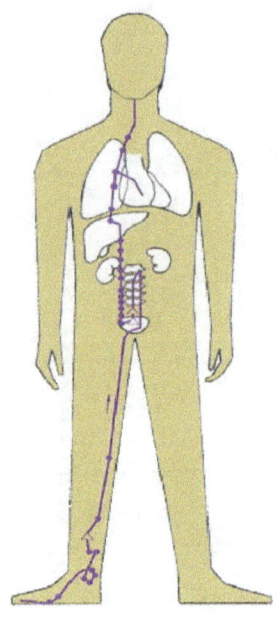

Меридиан почек начинается от точки юн-цюань, расположенной на подошвенной впадине, уходит внутрь к почкам. От почек проходит через печень, диафрагму, легкие. Здесь связывается с меридианами сердца и перикарда.

Почки являются ключевым органом для поддержания жизни. Почки и легкие учавствуют в водном обмене и дыхании. Кроме того, они связаны с костями, зубами, ушами и волосами.

Этот меридиан контролирует дух и энергию в теле. Он способствует организму противостоять умственному стрессу, контролируя секрецию гормонов, и, кроме того, он помогает в детоксикации и очистке крови.

Симптомы дисбаланса почек включают:

1. Частое мочеиспускание, недержание мочи, ночная потливость, сухость во рту, плохая кратковременная память, боли в пояснице, дисбаланс pH в организме, звон в ушах, потеря слуха и другие заболевания ушей, включая преждевременную седину, выпадение волос и остеопороз.
2. Эмоции, такие как – чувство страха, слабая сила воли, неуверенность, отчужденность, изоляция.

A8 Меридиан селезенки и поджелудочной железы

Меридиан селезенки и поджелудочной железы начинается у внутреннего основания ногтя большого пальца ноги. Он проходит по внутренней стороне центра ног к паху, через органы пищеварения вверх по ребрам к внешней части груди и заканчивается подмышками. Меридиан селезенки и поджелудочной железы участвует в пищеварении и процессе ферментации. Поджелудочная железа управляет общим пищеварением и репродуктивными гормонами, связанными с грудью и яичниками. Функция селезенки включает переваривание пищи и усвоение питательных веществ; помогает в распределении энергии; удерживает кровь в кровеносных сосудах. Кроме того этот меридиан связан с мышцами, ртом и губами и участвует в мышлении, обучении и памяти. Умственная усталость отрицательно влияет на селезенку, а недостаток движений вызовет проблемы с пищеварением, а также с секрецией гормонов.

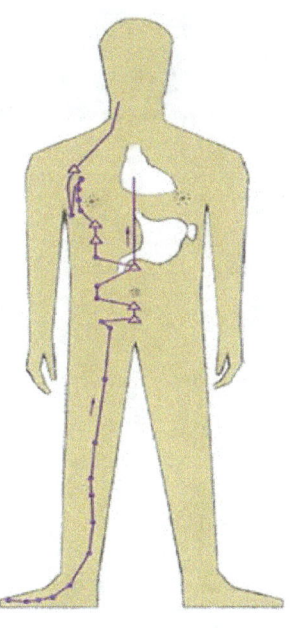

Симптомы дисбаланса селезенки:

1. Усталость, потеря аппетита, выделение слизи, плохое пищеварение, вздутие живота, жидкий стул или диарея.
2. Слабые мышцы, бледные губы.
3. Синяки, избыточное менструальное кровотечение и другие нарушения свертываемости крови.
4. Эмоции — беспокойство, зацикливание или чрезмерная концентрация на определенной теме.

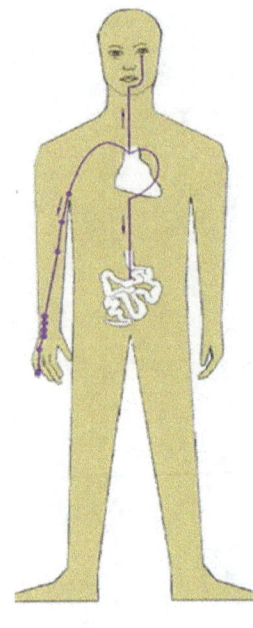

Меридиан сердца начинается от середины сердечнососудистого пучка, проходит легкое и выходит в подмышечной области. Отсюда направляется по внутреннему краю двуглавой мышцы, пересекает кожную складку локтя, затем по внутренней поверхности предплечья до кисти руки, ее гороховидной кости, проходит по локтевому краю кисти, затем по лучевой стороне мизинца, в конце которого связывается с меридианом тонкой кишки.

Меридиан Сердца регулирует работу сердца и кровеносных сосудов; является механизмом, который адаптирует внешнюю среду к внутренней среде организма, а также управляет эмоциями.

Симптомы сердечного дисбаланса:

1. Бессонница, учащенное и нерегулярное сердцебиение, чрезмерные сновидения, плохая долговременная память, психологические расстройства.
2. На эмоциональном уровне: отсутствие энтузиазма и жизненной силы, психическое беспокойство, депрессия, отчаяние.

A10 Меридиан толстого кишечника

Меридиан толстого кишечника начинается на 2 мм к наружи от ногтевого ложа указательного пальца и заканчивается в верхней части носогубной складки противоположной стороны.

Ответвления: от надключичной ямки уходит внутрь тела, проникает сквозь диафрагму, достигает толстого кишечника, где и оканчивается.

Меридиан Толстого Кишечника играет важную роль в организме человека, извлекая воду из твердых отходов и облегчая их выведение. Помимо этой важной функции, он также способствует очищению и детоксикации как физических, так и психических отходов.

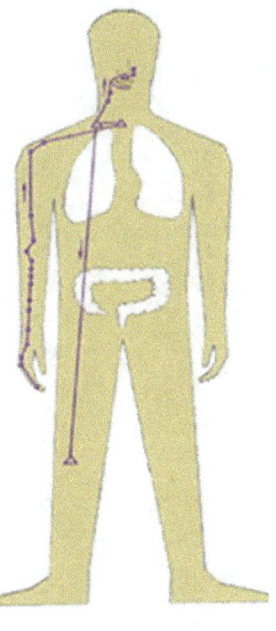

Через связь с легкими, через расширение и сокращение диафрагмы, дается толчок перистальтике, регулируя давление в брюшной полости. Таким образом, вялый кишечник может быть стимулирован, а запор вылечен глубоким диафрагмальным дыханием и укреплением энергии легких. И наоборот, застойные легкие и забитые бронхиальные пути могут быть очищены путем очищения кишечника.

Связь толстого кишечника с легкими делает его в равной степени восприимчивым к влиянию эмоций, таких как грусть, горе и беспокойство. Энергетический дисбаланс в толстом кишечнике может привести к физической слабости и спровоцировать депрессию, раздражительность, уныние, и апатию. Сильные эмоции страха или паники могут вызвать рефлекторную реакцию энергетического стула в толстом кишечнике, что приводит к спонтанной дефекации.

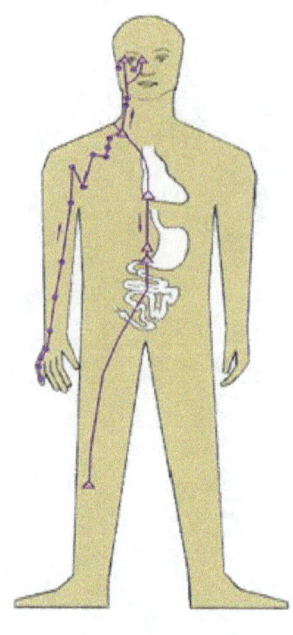

Меридиан тонкого кишечника начинается от конца мизинца, затем идет вперед к впадине над ключицей, где внутренняя ветвь проникает сначала в сердце, затем по пищеводу в желудок, прежде чем соединиться со своим собственным органом, тонким кишечником.

Меридиан тонкого кишечника отвечает за усвоение питательных веществ из пищи, усвоение воды и способствует перемещению и перевариванию пищи. Тонкий кишечник получает частично переваренную пищу из желудка и далее очищает ее, отделяя «чистое от нечистого». Затем он усваивает очищенные питательные вещества и перемещает нечистые отходы дальше в толстый кишечник для выведения их из организма.

Боли в локтях, плечах и скованность шеи являются распространенными недугами в результате закупорки меридиана тонкого кишечника. Такие эмоции, как беспокойство, гнев, нервный шок и эмоциональное возбуждение, могут повлиять на кровообращение, что может привести к застою крови. Этот застой, в свою очередь, может оказать глубокое воздействие на весь организм.

Его энергетический меридиан влияет на функцию гипофиза, «главной железы», чьи секреции регулируют рост, обмен веществ, иммунитет, сексуальность и всю эндокринную систему.

A12 Меридиан тройного обогревателя

Меридиан тройного обогревателя называют меридианом трех частей туловища или линией трех светильников. По суждению древних Китайских врачей, туловище человека делится на три части: верхняя часть включает туловище до диафрагмы, средняя — от диафрагмы до пупка, нижняя — ниже пупка. Этот меридиан начинается от конца безымянного пальца руки. Точки на меридиане при их укалывании воздействуют особенно на органы дыхания, пищеварения и половую функцию.

Меридиан тройного обогревателя действует как дополнительная функция тонкого кишечника, а также контролирует функцию лимфатической системы и внутренние органы, которые перемещают энергию по всему телу. Верхний обогреватель связан с грудью, средний обогреватель – с солнечным сплетением, а обогреватель над пупком и ниже связан с брюшиной, а также с кровообращением в конечностях.

Верхний обогреватель проходит от основания языка до входа в желудок и контролирует поступление воздуха, пищи и жидкостей. Он гармонизирует функции сердца и легких, управляет дыханием и регулирует распределение защитной энергии на внешние поверхности тела. Средний обогреватель проходит от входа в желудок до его выхода в пилорическом клапане и контролирует пищеварение, гармонизируя функции желудка, селезенки и поджелудочной железы. Он отвечает за извлечение питательной энергии из пищи и жидкостей и распределение ее через систему меридианов в легкие и другие части тела. Нижний нагреватель проходит от пилорического клапана вниз к анусу и мочевыводящим путям и отвечает за отделение чистых продуктов пищеварения от нечистых, поглощение питательных веществ и выведение твердых и жидких отходов. Он гармонизирует функции печени, почек, мочевого пузыря, толстого и тонкого кишечника, а также регулирует половые и репродуктивные функции. Некоторые медицинские исследователи полагают, что Меридиан тройного обогревателя связан с гипоталамусом, частью мозга, которая регулирует аппетит, пищеварение, баланс жидкости, температуру тела, сердцебиение, кровяное давление и другие основные автономные функции.

А

Алгоритм работы программы

Алгоритм работы программы — это упорядоченный набор действий, последовательность команд, которые необходимы для решения поставленной задачи.

Аллергия

Аллергия – это патологическая реакция иммунной системы, при которой организм воспринимает безопасные для большинства людей вещества как опасные. Это могут быть продукты питания, пыльца растений, шерсть, пыль и прочее.

Анабиоз

Анабиоз — состояние живого организма, при котором жизненные процессы (обмен веществ и др.) настолько замедлены, что отсутствуют все видимые проявления жизни.

Антибиотики

Антибиотики – природные и синтетические препараты, которые используются в лечении бактериальных инфекций.

Астения

Астения – это психопатологическое состояние, характеризующееся слабостью, повышенной утомляемостью, быстрой истощаемостью и плохой переносимостью физических, умственных и психических нагрузок.

Атипичные клетки

Атипичные клетки – это клетки, которые отличаются от нормальных своим строением, размером, формой и т. д. Такие клетки склонны к быстрому атипичному делению (амитозу), что приводит к разрастанию тканей и образованию злокачественных опухолей.

Б

Бактериальная инфекция

Бактерии – это одноклеточные микроорганизмы, которые могут размножаться самостоятельно. Они могут существовать как в теле человека, так и вне его. Бактериальная инфекция возникает, когда бактерии проникают в какую-то часть тела и вызывают у человека заболевание.

Белково-клеточный организм

«Белково-клеточный организм» относится к живому организму, в котором основные функциональные единицы, или «клетки», в основном состоят из белков, то есть белки выполняют большую часть работы внутри клетки, что делает их необходимыми для выживания и функционирования организма; по сути, белки являются строительными блоками клетки и осуществляют большинство клеточных процессов.

Биодобавки (БАД)

БАД – это биологически активные добавки к пище, которые могут быть дополнительным источником для организма различных полезных веществ, таких как пищевые волокна, аминокислоты, витамины, микроэлементы и другие.

Биологическая система

Биологическая система — это группа органов, работающих вместе для выполнения общей функции. Свойство биологической системы (клетки, органа и т. д.) выполнять определенные функции, сохраняя свои показатели в течение определенного времени. Биологическая система обладает внутренним единством структурной, функциональной, психической, поведенческой организации.

Био-химический баланс

Био-химический баланс – это динамическое равновесие в живом организме, это баланс между поступлением полезного и выведением ненужного и это лежит в основе обмена веществ. Равновесие между синтезом энергии и ее использованием неотделим от жизни клеток. Системы саморегуляции поддерживают баланс в каждой клеточке, каждом органе, каждой системе органов, каждой части тела. Нарушение баланса проявляется ухудшением самочувствия, снижением работоспособности, сокращением продолжительности жизни. Это и есть – болезнь.

Биполярность

Термин "Биполярность" описывает процессы существования и изменения Вселенной и ее составляющих как равновесие двух противоположностей (полярностей). Постоянное стремление полярностей к равновесию – цель их противостояния и борьбы.

В

Вегетативная нервная система

Вегетативная нервная система регулирует деятельность внутренних органов, желёз внутренней и внешней секреции, кровеносных и лимфатических сосудов, гладкой и поперечно-полосатой мышечной ткани. Играет ведущую роль в приспособительных реакциях и в поддержании постоянства внутренней среды организма.

Вирус

Вирус (от лат. virus — яд) — простейшая неклеточная форма жизни. Представляет собой генетический элемент (или РНК, или ДНК) в белковой оболочке (капсид), паразитирующий на бактериях, клетках растений, животных и человека.

Вирусная инфекция

Вирусная инфекция – острое или хроническое заболевание инфекционной природы, возбудителем которого является крошечный микроорганизм – вирус. Вирусные – это, например, коронавирус, грипп, ОРВИ, корь, оспа, ВИЧ-инфекция, вирусные гепатиты, клещевой энцефалит, желтая лихорадка. Вирусы – это мельчайшие инфекционные агенты, которые не могут размножаться вне клетки-хозяина. Они проникают в клетки организма и заставляют их производить новые вирусные частицы. Вирусы значительно меньше бактерий и могут поражать любые клетки организма.

Витамины

Витамины – биологически активные вещества, необходимые для нормальной жизнедеятельности организма. Они способствуют правильному обмену веществ, повышают работоспособность, выносливость, устойчивость к инфекциям. Многие витамины не синтезируются в организме и поступают только с пищей.

Г

Гангренозные изменения

Гангреной называют некроз (омертвение) тканей, который может развиваться в коже, подкожной жировой клетчатке, мышцах, кишечнике, желчном пузыре, легком и т. д.

Гармонизатор

Гармонизатор – прибор, который приводит одну вещь в гармоничное согласие с другой.

Гемодинамика кожи лица

Гемодинамика — это движение крови по сосудам. Кожа лица напрямую зависит от кровотока. Хороший кровоток обеспечивает более высокую выработку коллагена и эластина.

Генетические нарушения

Генетические нарушения могут быть вызваны хромосомными, генными и митохондриальными мутациями. Генетические нарушения приводят к нарушениям в ДНК человека и наследственным заболеваниям. Эти болезни наследуются от одного или обоих родителей и могут передаваться из поколения в поколение.

Генные мутации

Ген представляет собой структурную и функциональную единицу наследственности. В нем заключена информация о признаках и свойствах организма. Он управляет биосинтезом белков в клетке. За счет этого обеспечивается ее жизнедеятельность. Генные мутации вызывают изменение гена, т. е. нарушение последовательности нуклеотидов в ДНК и это приводит к наследственным нарушениям и заболеваниям.

Гепатобилиарная система

Гепатобилиарная система (ГБС) – комплекс внутренних органов, который включает печень, желчный пузырь, желчевыводящие пути внутри- и внепеченочные, селезенку, поджелудочную железу.

Гиперфункция

Гиперфункция — усиленная по сравнению с нормой жизнедеятельность органа или системы организма. В одних случаях гиперфункция может быть приспособительной реакцией на условия жизни, в других — нарушение, ведущее к заболеванию организма.

Гипоталамо-Гипофизарный комплекс

Гипоталамо-гипофизарная комплекс — объединение структур гипофиза и гипоталамуса, выполняющее функции как нервной системы, так и эндокринной.

Гипофункция

Гипофункция – это недостаточная интенсивность деятельности (функции) какого-либо органа, ткани, системы, что может вести и к нарушению жизнедеятельности организма.

Гомеопатия

Гомеопатия — это одно из направлений фармакотерапии. Идея гомеопатической терапии состоит в том, что для любого заболевания можно найти вещество, которое в большой дозе будет вызывать схожие симптомы, а в малой — эту самую болезнь лечить. Гомеопатия – раздел медицины, в рамках которого врачи применяют лекарства растительного, минерального или животного происхождения для стимулирования иммунитета.

Гомеостаз

Гомеостаз – это стремление организма сохранять стабильность внутренней среды, несмотря на внешние изменения и воздействия.

Гравитационная форма материи

Гравитационная форма материи – особый вид материи, посредством которого осуществляется взаимное притяжение тел во Вселенной. Это осуществляется посредством гравитационного поля. Каждое тело создает вокруг себя силовое поле — поле тяготения, которое мы не ощущаем, но благодаря которому мы ходим по земле и не улетаем с нее.

Д

Дегенеративные болезни

Дегенеративные болезни – это заболевания, при которых возникают необратимые органические и функциональные изменения в пораженных тканях или органах. Примерами дегенеративных болезней являются остеоартрит, остеопороз, болезнь Альцгеймера и другие. Иногда причиной является медицинское состояние, такое как алкоголизм, опухоль или инсульт. Другими причинами могут быть токсины, химикаты и вирусы.

Дериват

Дериват — вещество, происходящее в процессе биохимических реакций из другого вещества и, таким образом, являющееся его производными.

Дисбактериоз

Дисбактериоз – состояние, при котором нарушается микрофлора кишечника, в связи с изменением состава бактерий, его населяющих. При этом изменяется как количественный, так и качественный состав микрофлоры: количество полезных бифидо и лактобактерий сокращается, а количество болезнетворных бактерий увеличивается.

Дискинезия желчевыводящих путей

Дискинезия желчевыводящих путей — это заболевание, связанное с нарушением оттока желчи в 12-перстную кишку по желчевыводящим путям. Из-за неправильного или недостаточного сокращения желчного пузыря, желчных протоков и их сфинктеров возникает застой желчи в желчном пузыре и нарушается процесс переваривания пищи.

Дисфункция органа или системы

Дисфункция (лат. dis — нарушение + functoi — отправление) — нарушение функции системы, органа или ткани организма, выражающееся неадекватностью реакции на действие раздражителей.

ДНК

ДНК (сокращение от дезоксирибонуклеиновая кислота) – это одна из важнейших для живых существ молекула, в которой содержится вся генетическая информация о них.

Дуализм

Термин "Дуализм" описывает двойственную основу мира и бытия как составляющую двух независимых начал: сознания (дух — нематериальный ресурс) и материи (физическое тело — материальный ресурс), которые представляют собой две взаимодополняющие и равные по значению субстанции. Из этого следует, что любое явление двойственно, и имеет две противоположных стороны, два полюса, например, белое и чёрное, добро и зло, свет и мрак, да и нет.

З

Заговор или заклятие

Заговор или заклятие — «малые» фольклорные тексты, служащие магическим средством достижения желаемого в лечебных, защитных и других ритуалах. Исполнение заговоров носит сугубо индивидуальный характер.

И

Иммунодефицит

Иммунодефицит – это заболевание, при котором у человека снижается функция клеток иммунной системы, организм перестает сопротивляться различным инфекциям. Гуморальный иммунодефицит является причиной дефицита антител, что приводит к бактериальным инфекциям. Клеточный иммуннодефицит приводит к различным вирусным и грибковым инфекциям. В случае гуморального иммунитета защитные функции выполняют молекулы, находящиеся в плазме крови, а в случае клеточного иммунитета защитная функция связана с клетками иммунной системы.

Имунная система

Иммунная система — система биологических структур и процессов организма, обеспечивающая его защиту от инфекций, токсинов и злокачественных клеток.

Индивидуальное сознание

Индивидуальное сознание — это восприятие мира, свойственное отдельному человеку, связанное с его жизненным опытом, воспитанием и личностными особенностями.

Индукция

Слово индукция происходит от латинского inductio, что означает наведение. Индуцировать — значит навести, наводить, вызывать, или тоже самое,что введенный, или оказавший влияние. В квантовой системе создания полевой формы материи вынужденное, индуцированное излучение — это есть генерация нового фотона.

Инерционность материи

Инерционность материи — свойство материи противодействовать изменению своего движения.

Интоксикация

Интоксикация – это комплекс симптомов, появляющихся при попадании в ткани ядовитых веществ, а также продуцируемых в самих тканях. Интоксикация бывает двух видов: экзогенная и эндогенная. При интоксикации первого вида токсины проникают в организм из внешней среды, а при втором варианте – образуются непосредственно в самом организме. Симптомы интоксикации очень обширны и имеют различное выражение.

Информационные законы развития материи

Информационные законы развития материи – это особая форма движения материи, которая лишь отдалённо подчиняется законам химии, физики и механики. Новая наука об информационном развитии материи может быть названа ИНФОРМИКА.

Информация, нематериальная информация

Бытие состоит из материи и энергии. Однако во Вселенной есть третья фундаментальная составляющая – информация. Информация нематериальна, то есть ее нельзя потрогать, как материю. Однако она играет важную роль в мироздании, и в процессе развития Вселенной. Понятие информации можно рассматривать с двух позиций: в широком смысле слова – это окружающий нас мир, обмен сигналами между живой и неживой природой, людьми и устройствами; в узком смысле – это любые сведения, которые можно сохранить, преобразовать и передать. Само понятие «информация» предполагает наличие двух объектов – «источника» и «приемника». Информация передается в материально- энергетической форме в виде сигналов (например, электрических, световых, звуковых и т. д.), распространяющихся в определенной среде.

Ионное состояние

Ионное состояние — одна из форм существования химического элемента. Ионы — это заряженные частицы, которые образуются из атомов или групп атомов после отдачи или присоединения электронов.

Ишемическая болезнь сердца

Ишемическая болезнь сердца – это заболевание, вызванное недостаточным обеспечением сердца (миокарда) кислородом и питательными веществами, которое возникает из-за нарушения кровоснабжения миокарда по причине поражения коронарных артерий.

К

Капсулирование

Капсулирование (от лат. capsula – коробочка), процесс заключения небольших количеств вещества в оболочку из плёнкообразующего материала. Это размещение в оболочке, изоляция, закрытие чего-либо инородного с целью исключения влияния на окружающее.

Кардио-респираторный синдром

Кардио-респираторный синдром — нарушение дыхания во время ночного сна. Процесс сопровождается аномально низким содержанием в крови кислорода, углекислого газа и острой дыхательной недостаточностью.

Классификация лекарственных средств

Классифицируют лекарственные средства по разным признакам, например, по химическому строению (группы препаратов, сходны по своему строению), по происхождению (природные и синтетические минеральные), по нозологическому принципу (для лечения строго определенной болезни), по лекарственной форме и способу применения и т.д. Однако, наиболее широкой классификацией является классификация по фармакологической группе, то есть по терапевтическому действию лекарственного средства.

Клетка

Клетка (cellula) – микроскопическое образование, элементарная живая система, основная структурная единица организма, способная к самовоспроизведению, саморегуляции и самовозобновлению. Клетка — элементарная единица строения, функционирования, размножения и развития всех живых организмов.

Компьютерная электропунктурная диагностика

Компьютерная электропунктурная диагностика – метод, объединяющий основы традиционной китайской акупунктуры и возможности современных информационных технологий. Диагностика проводится специальным датчиком, соединенным с компьютером. Датчик измеряет импульсы от акупунктурной точки (точнее – электрокожное сопротивление в зоне точки). Измерения акупунктурных точек на кистях и стопах позволяют оценить функциональное состояние организма в целом, а также детально обследовать все органы и системы.

Корпускулярный

Термин корпускулярный относится к корпускуле, мельчайшей или элементарной частице материи, самотакой как электрон, протон или атом.

Крещение

Крещение — христианское таинство посвящения, почти всегда совершаемое водой. Оно может совершаться путем окропления или возлияния воды на голову или путем полного или частичного погружения в воду. Традиционно оно совершается трижды, по одному разу для каждого лица Троицы.

Кристаллическая решетка

Кристаллическая решётка – присущее находящемуся в кристаллическом состоянии веществу правильное пространственное расположение атомов (ионов, молекул), характеризующееся периодической повторяемостью в трёх измерениях.

Л

Лекарственное средство

Лекарственное средство, препараты, медикаменты – это вещество или комплекс веществ синтетического или природного происхождения в определенной лекарственной форме, применяемое для профилактики, лечения заболеваний, для диагностики и ухода. Изучает лекарственные средства фармакология и фармация, а лекарственные средства растительного происхождения – фармакогнозия.

Лекарство

Лекарство — это препарат, используемый для диагностики, лечения, излечения или профилактики заболеваний. Лекарственная терапия — важная часть медицинской сферы, опирающаяся на науку фармакологии для постоянного развития и управления.

М

Магнитная форма материи

Магнитная форма материи – особый вид материи, посредством которого осуществляется взаимодействие между движущимися заряженными частицами, обладающими магнитным моментом. При этом возникающее магнитное поле является необходимым следствием существования электрического поля. Вместе, магнитное и электрическое поля образуют электромагнитное поле, проявлениями которого являются свет и прочие электромагнитные волны.

Макро- и микроэлементы

Минеральные вещества подразделяются на две группы: макро- и микроэлементы. Их отличие состоит в том, что потребность человека в макроэлементах составляет от нескольких граммов до несколько миллиграммов в день, а в микроэлементах – в десятки раз меньше. К макроэлементам относятся кальций, фосфор, магний, калий, натрий, хлор и сера, к микроэлементам – железо, медь, цинк, йод, фтор, марганец и др.

Мануальный массаж

Мануальный массаж – это один из методов лечения патологий опорно-двигательного аппарата, в частности позвоночника, и внутренних органов с помощью рук специалиста. При мануальном массаже применяются растяжение, вправление, вдавливание.

Материя

Материя – это все то, что существует во Вселенной независимо от нас, что мы видим (небесные тела, животные, растения и др.), и что мы не видим (свет, радиоволны, магнитное излучение и др.). Материя существует в форме вещества и поля (вода – вещество, радиоволны – поле). Вещество – обладает корпускулярной природой, а поле – волновой, то есть вещество состоит из частиц (или тел) и поэтому прерывно (в нем есть промежутки или пустоты), а поле не из каких частиц не состоит и поэтому непрерывно.

Меридианы

Меридианы — каналы, по которым течет энергия в теле человека. При блокировке канала по какой-то причине образуется застой, поток не двигается, возникают различные нарушения в работе органов.

Метастазы

Метастазы — злокачественные клетки, отделившиеся от первичного новообразования и перенесенные с током крови или лимфы в другие участки тела. Зачастую метастазы в органах и тканях обнаруживаются на поздних стадиях онкопатологии.

Методология

Методология – это надлежащее изучение или анализ всех методов, используемых в исследовании. Методы – это просто инструменты, используемые для выбора методов исследования и относятся к конкретным приемам и процедурам, используемым для сбора и анализа данных, а методология охватывает общий дизайн исследования, включая теоретическую основу, исследовательские вопросы и исследовательский подход.

Митохондриальные мутации

Митохондрии — клеточные органеллы, расположенные в цитоплазме. Митохондрии снабжают весь организм человека энергией и участвуют во всех видах обмена веществ. Митохондриальные нарушения нарушают функцию митохондрий. Дисфункция митохондрий может затрагивать практически все органы и ткани. Основные клинические проявления нарушений в работе митохондрий: неврологические, сенсорные, мышечные и другие.

Мозг

Мозг — это орган, который является частью Центральной Нервной Системы (ЦНС). Он расположен в передней и верхней части черепной полости, а также присутствует во всех позвонках, состоит из миллиардов нервных клеток, которые контролируют большую часть деятельности организма, обрабатывая, интегрируя и координируя информацию, получаемую от нервной системы.

Мутации

Мутации – изменения в наследственном аппарате клетки, возникшие под действием каких-либо внешних или внутренних факторов. Иногда эти изменения могут быть безвредными или даже материязными для организма, но многие мутации приводят к аномальному функционированию одного или нескольких генов, вызывая заболевания.

Н

Негативная информация

Негативная информация или негативная ситуация — состояние системы «человек — среда обитания», характеризующееся отклонением от условий безопасного взаимодействия.

Нейрофизиологические разработки

Нейрофизиология – наука, изучающая особенности организации, функционирования и взаимодействия центральной нервной системы и головного мозга. Область охватывает все уровни функционирования нервной системы, от молекул и клеток до систем и целых организмов. Области изучения включают: электрохимические свойства нейронов.

Нейроциркуляторная дистония

Нейроциркуляторная дистония — это функциональное нарушение, при котором происходит нарушение взаимодействия нервной и сердечно-сосудистой систем. Это состояние не связано с органическими поражениями сердца или сосудов, но может существенно снижать качество жизни человека.

Нейтрализация программ

Нейтрализация программ – это ослабление, уничтожение силы, влияния кого-, чего-либо.

О

«0» пространство

«0» пространство – МИР нематериальной информации.

Орган

Орган — обособленная совокупность различных типов клеток и тканей, выполняющая определённую функцию в живом организме. В человеческом теле около 78 органов, и каждый выполняет одну или несколько жизненно важных функций, например, головной и спинной мозг — «командиры» нашего организма. Они отдают команды всем частям тела.

Органеллы

Органеллы – постоянные специфические структуры цитоплазмы, выполняющие определённые функции, необходимые для поддержания жизнедеятельности клетки.

Организм

Организм – это определенный биологический комплекс или система, реагирующая на различные изменения внешней среды. Организм состоит из отдельных элементов — клеток, тканей, органов, систем органов, — но функционирует как единое целое. Организм является совокупностью органов, которые часто объединяются в различные системы, которые образуют организм.

Органическая материя

Органическая материя, также известная как органический материал или природное органическое вещество, является существенным источником соединений на основе углерода в природных и искусственных наземных и водных средах. Кроме того, все ткани и клетки человека состоят из органических соединений.

Органические молекулы

Органические молекулы – это химические соединения, которые содержат атомы углерода, связанные с другими атомами, такими как водород, кислород, азот, фосфор и другими элементами. Углерод является основным строительным блоком органических молекул.

Органы чувств

Органы чувств – комплекс органов зрения, обоняния, вкуса, слуха и равновесия. Чувствительная часть анализаторов представлена такими органами как глаза, особые участки в носовой полости и ротовой полости, уши.

Основные свойства материи

Основные свойства материи: а) системность и структурность; б) самоорганизация; в) движение; г) пространство и время; д) отражение. Системность – это способ существования материи, отражающий ее структурное многообразие. Самоорганизация – это способность создавать под внешним энергетическим влиянием внутреннюю упорядоченную структуру. Движение – это способ существования и взаимодействия материальных объектов. Пространство и время – это форма бытия материи, которая выражает связи между сосуществующими объектами, характеризует их протяженность, взаимное расположение, порядок их последовательности и длительность. Отражение – свойство материи, заключающееся в воспроизведении, фиксировании того, что принадлежит отражаемому предмету.

П

Патогенная микрофлора

Патоге́нность — способность быть причиной (порождать) патологии (болезни, отклонения от нормы). Патогенная микрофлора – это те микробы, которые при определённых условиях воздействия факторов внешней среды могут вызвать заболевание.

Подобие

Термин "Подобие" подразумевает похожесть объектов или образов, их одинаковость по каким-то критериям. Закон Подобия отражает существующую связь между этими элементами, например, между клетками в организме. Закон Подобия описывает существующую систему как взаимосвязь элементов во всем мироздании — в энергии, в информации, в материи.

Программа жизнедеятельности

Жизнедеятельность – сложный биологический процесс, происходящий в организме человека, позволяющий сохранить здоровье и работоспособность. Этим биологическим процессом управляет специальная энерго-информационная программа, по которой происходит взаимодействие органов, систем и всего организма в целом на клеточном уровне.

Программа индивидуального сознания

Человек является частью биосоциальной системы, которая объединяет собой прошлое-настоящее-будущее. Индивидуальное сознание – это совокупность идей, взглядов, чувств, свойственных конкретному человеку. Человеческий мозг можно уподобить компьютеру, в котором заложен набор определенных программ, управляюших индивидуальным сознанием.

Программируемый инкубатор

Программируемый инкубатор – аппарат с искусственным микроклиматом. Принцип работы инкубатора основан на том, что для роста и развития организмов необходим определенный набор параметров с оптимальными (в искусственных условиях) показателями температуры, влажности, кислорода и уровня CO_2.

Р

Разум

Разум – это высшая степень мыслительного процесса, то есть, способность человека думать и рассуждать творчески, рационально, абстрактно.

РНК

РНК (Рибонуклеиновая кислота) — одна из трёх основных макромолекул (две другие — ДНК и белки). Играет важную роль в кодировании, прочтении, регуляции и экспрессии генов. РНК выполняет множество функций в клетке, включая транспорт генетической информации из ДНК.

С

Самовосстановление

Человеческий организм – есть открытая самоуправляющаяся и самовосстанавливающаяся система. Центры, ответственные за эти функции находятся в подкорковых образованиях человеческого мозга. Процесс самовосстановления (самоисцеления) организма, реализуется через сложнейшие механизмы, как на уровне всего организма, так и на уровне каждого органа и каждой клетки. Регуляция осуществляется через различные физико-химические, энергоинформационные и биоэнергетические процессы.

Самоиндукция

Слово самоиндукция означает – вызванный самим собой. Самоиндуцируемая полевая форма материи создаётся материей пространства на основании информации испускаемой корпускулярной формой материи.

Самоисцеление

Самоисцеление, в общем, подразумевает процесс восстановления организма. Человеческое тело обладает огромной способностью к самовосстановлению и регенерации. Для самоисцеления важна интеграция целительных действий с определенными жизненными установками.

Самосинхронизация

Самосинхронизация – процесс гармоничного взаимодействия двух или более объектов.

Седативные средства

Седативные средства – это лекарственные препараты, которые снижают эмоциональное напряжение и оказывают успокаивающее действие на центральную нервную систему. Они не имеют ярко выраженного снотворного эффекта, но при этом облегчают наступление засыпания и улучшают качество сна. К седативным средствам относятся препараты брома, а также препараты, изготовленные из лекарственных растений (валерианы, пустырника и др.).

Сенсибилизация

Сенсибилизация — это повышение чувствительности организма или отдельных органов (например, органов чувств) к воздействию каких-либо раздражителей (главным образом химических). Сенсибилизация лежит в основе ряда заболеваний, в частности, аллергических.

Сердечно-сосудистые заболевания

Сердечно-сосудистые заболевания представляют собой группу болезней сердца и кровеносных сосудов, в которую входят ишемическая болезнь сердца, заболевания сосудов головного мозга, ревматическая болезнь сердца и другие патологии.

Симбиоз

Симбиоз — различные формы совместного существования. Симбиотические отношения являются важным компонентом жизни.

Симптомы

Симптом – это субъективное ощущение человека, возникающее при различных заболеваниях или патологических состояниях. Симптомы подразделяются на специфические — присущие только одному заболеванию, и неспецифические — сопровождающие целый ряд болезней.

Синтез

Синтез — это соединение двух реагентов или соединений для получения сложного продукта, также называемого соединением.

Синтезировать

Слово синтезировать означает делать (что-либо) путем комбинирования разных вещей, например, синтезировать лечение путем применения традиционной и альтернативной медицины.

Система органов

Система органов — совокупность органов с одинаковой или сходной функцией, строением, совместно участвующих в выполнении одной общей функции и образующих единое, планомерно построенное целое. В организме человека выделяют костную, мышечную, нервную, сердечно-сосудистую, дыхательную, пищеварительную, выделительную, репродуктивную, эндокринную, иммунную и покровную системы.

Скрининговая диагностика

Скрининговая диагностика проводится для выявления потенциальных нарушений здоровья или заболеваний у людей, у которых нет никаких симптомов заболевания. Целью является раннее выявление и изменение образа жизни или наблюдение, чтобы снизить риск заболевания или обнаружить его достаточно рано для наиболее эффективного лечения.

Сосудистое русло

Сосудистое русло начинается крупными артериями, выносящими кровь из сердца. Артерии по своему ходу ветвятся, давая начала средним и мелким артериям. Войдя в кровоснабжаемый орган, артерии ветвятся до артериол (мелкие сосуды артериального типа). От артериол, в свою очередь, отходят метартериолы (терминальные артериолы), от которых берут начало капилляры, образующие сеть.

Спазм

Спазмы, мышечные спазмы – это внезапное сокращение гладкой или поперечно-полосатой мускулатуры. Спазм сосудов – это сужение стенок сосудов, которое препятствует нормальному кровотоку.

Стресс

Стресс – состояние организма, характеризующееся эмоциональным и физическим напряжением, вызванным воздействием различных неблагоприятных факторов. Стресс является естественной реакцией человека, которая фокусирует его внимание на возникающих в повседневной жизни проблемах или угрозах.

Структуры белков

Свертывание белков во вторичные, третичные и четвертичные структуры воздействуют на функции белков. Функции белков зависят от их формы, которая формируется согласно ее четырём уровням её структуры: первичной, вторичной, третичной и четвертичной.

Т

Ткань

Ткань – это группа клеток и межклеточного вещества, которые имеют сходную структуру и выполняют определенные функции в организме. Каждая ткань формируется из определенных участков зародыша. Межклеточное вещество вырабатывается клетками тканей и окружает их.

Триединство

Закон Триединства подразумевает единство вещества, энергии и информации. Триединство – это форма организации Природы (материи). Триединство – принцип целостности всего сущего, обеспечивающий эволюционное, гармоничное развитие, учитывающий состояние как внутренней, так и внешней среды.

Трофика кожи лица

Трофика — это воздействие симпатической нервной системы на кожу путём изменения уровня обмена веществ. Трофические изменения выражаются в виде изменения цвета кожи, возникновении дефектов кожи и тому подобное.

Ф

Фагоцитоз

Фагоцитоз — процесс, при котором предназначенные для этого клетки крови и тканей организма захватывают и переваривают патогены и клеточный мусор. Бактерии, мертвые клетки тканей и мелкие минеральные частицы — все это примеры объектов, которые могут быть фагоцитированы.

Фобии

Фобия, другими словами боязнь — симптом, сутью которого является иррациональный неконтролируемый страх или устойчивое переживание излишней тревоги, не поддающейся контролю и разумному объяснению. Фобии нередко возникают вместе с паническими атаками.

Ферменты

Ферменты – это специфические молекулы, которые вступают в реакцию с разными веществами, способствуя ускорению химических реакций в живых организмах. При этом сами ферменты не расходуются, а только участвуют в процессе. Простые ферменты состоят из аминокислот, сложные ферменты состоят из белка.

Х

Химические препараты

Химические препараты – вещество или смесь веществ синтетического или природного происхождения в виде лекарственной формы (таблетки, капсулы, растворы, мази и т. п.), применяемое для профилактики, диагностики и лечения заболеваний.

Холецистопанкреатит

Холецистопанкреатит – случай сочетанного воспалительного поражения желчного пузыря и поджелудочной железы.

Хромосомные мутации

Хромосомные мутации— тип мутаций, которые изменяют структуру хромосом. Виды хромосомных мутаций: делеции (утрата участка хромосомы), инверсии (изменение порядка генов участка хромосомы на обратный), дупликации (повторение участка хромосомы), транслокации (перенос участка хромосомы на другую), а также дицентрические и кольцевые хромосомы.

Хроническая усталость

Синдром хронической усталости — состояние постоянного утомления, снижения умственной и физической работоспособности, которое не прекращается после отдыха и продолжается более полугода. На фоне хронической усталости снижается иммунитет и организм подвержен атакам различных вирусов, бактерий.

Хроническое заболевание

Хроническое заболевание — то, которое протекает длительное время, а его симптомы могут усиливаться или ослабевать с течением времени. Хроническое заболевание поддается контролю, но не полному исцелению.

Ц

Целостность организма

Системы органов связаны анатомически и функционально и вместе образуют целостный организм человека. В организме органы и системы органов занимают определённое положение и выполняют свойственные им функции (дыхательная система обеспечивает дыхание, пищеварительная — пищеварение и т.п).

Э

Эзофаги́т

Эзофаги́т — заболевание пищевода, сопровождающееся воспалением его слизистой оболочки.

Электрическая форма материи

Электрическая форма материи – это особый вид материи, существующий вокруг тел или частиц, обладающих электрическим зарядом. Электрическое поле непосредственно невидимо, но может наблюдаться благодаря его силовому воздействию на заряженные тела.

Энерго-информационные программы

Энерго-информационные программы. Поле Вселенной – это поле энергии и информации в постоянном преобразовании себя. Весь окружающий нас Мир связан между собой пространственно-энергетическими связями, главная суть которых информационная взаимозависимость, взаимообмен на уровне корпускулярных микрочастиц.

Энтероколит

Энтероколит – это острое и хроническое заболевание пищеварительного тракта, характеризующиеся воспалением слизистой оболочки тонкого и толстого кишечника.

Эпигастральная область

Эпигастральная область (подложечная область) располагается по центру корпуса между реберными дугами, ниже грудины. Боли в этой области связаны в основном с заболеваниями желудка (гастрит, дуоденит, язва желудка). Подобные боли возникают после приема кислой или острой пищи.

Я

Ядро

Ядро — самая важная составная часть клетки, которое отвечает за все процессы, происходящие в клетке. Ядро содержит наследственную информацию о том, какой будет новая клетка, которая образуется в результате процесса деления.

Содержание